226 Anaesthesiologie und Intensivmedizin
Anaesthesiology and Intensive Care Medicine

vormals „Anaesthesiologie und Wiederbelebung"
begründet von R. Frey, F. Kern und O. Mayrhofer

Herausgeber:

H. Bergmann, Linz (Schriftleiter)
J. B. Brückner, Berlin · M. Gemperle, Genève
W. F. Henschel, Bremen · O. Mayrhofer, Wien
K. Meßmer, München · K. Peter, München

H. Forst

Herzfunktion unter Beatmung

Mit 37 Abbildungen und 28 Tabellen

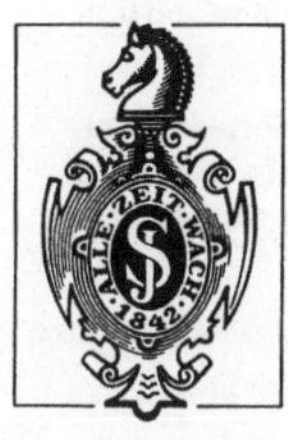

Springer-Verlag

Berlin Heidelberg New York
London Paris Tokyo
Hong Kong Barcelona
Budapest

Prof. Dr. med. Helmuth Forst
Institut für Anästhesiologie
der Ludwig-Maximilians-Universität München
Klinikum Großhadern, Marchioninistraße 15
8000 München 70

ISBN 978-3-540-55974-0

Die Deutsche Bibliothek – CIP-Einheitsaufnahme
Forst, Helmuth: Herzfunktion unter Beatmung; mit 28 Tabellen / H. Forst. –
Berlin; Heidelberg; New York; London; Paris; Tokyo; Hong Kong; Barcelona;
Budapest: Springer, 1993
(Anaesthesiologie und Intensivmedizin; 226)
ISBN 978-3-540-55974-0   ISBN 978-3-642-77821-6 (eBook)
DOI 10.1007/978-3-642-77821-6

Satz: Reproduktionsfertige Vorlage vom Autor

19/3130-5 4 3 2 1 0 – Gedruckt auf säurefreiem Papier

Inhaltsverzeichnis

Abkürzungsverzeichnis

AMV	Atemminutenvolumen
ANOVA	Varianzanalyse
a.-p.	anterior-posterior
ARDS	akutes Lungenversagen ("adult respiratory distress syndrome")
cm H_2O	Zentimeter Wassersäule (1 cm H_2O = 98,0665 Pa)
DAP	a.-p.-Durchmesser des linken Ventrikels
DAP_{ed}	enddiastolischer a.-p.-Durchmesser des LV
DAP_{es}	endsystolischer a.-p.-Durchmesser des LV
DAP_{max}	maximaler a.-p.-Durchmesser des LV
DAP_{min}	minimaler a.-p.-Durchmesser des LV
dL/dt	Verkürzungsgeschwindigkeit des Muskelsegments der FW
dp/dt_{max}	maximale Druckanstiegsgeschwindigkeit im RV
DRV	s.-l.-Durchmesser des rechten Ventrikels
DRV_{ed}	enddiastolischer s.-l.-Durchmesser des RV
DRV_{es}	endsystolischer s.-l.-Durchmesser des RV
DRV_{max}	maximaler s.-l.-Durchmesser des RV
DRV_{min}	minimaler s.-l.-Durchmesser des RV
DSL	s.-l.-Durchmesser des linken Ventrikels
DSL_{ed}	enddiastolischer s.-l.-Durchmesser des LV
DSL_{es}	endsystolischer s.-l.-Durchmesser des LV
DSL_{max}	maximaler s.-l.-Durchmesser des LV
DSL_{min}	minimaler s.-l.-Durchmesser des LV
F_IO_2	inspiratorische O_2-Konzentration
FLV_{ed}	enddiastolische Querschnittsfläche des LV
FLV_{es}	endsystolische Querschnittsfläche des LV
FRV_{ed}	enddiastolische Querschnittsfläche des RV
FRV_{es}	endsystolische Querschnittsfläche des RV
FW	freie Wand des rechten Ventrikels
H_0	Nullhypothese
Hb	Hämoglobingehalt
HF	Herzfrequenz

HI	Herzindex
Hkt	Hämatokrit
HZV	Herzzeitvolumen
IVS	interventrikuläres Septum
K^+	Plasmakalium
L_{ed}	enddiastolische Länge des Muskelsegments der freien Wand
L_{es}	endsystolische Länge des Muskelsegments der freien Wand
L_{max}	maximale Länge des Muskelsegments der freien Wand
L_{min}	minimale Länge des Muskelsegments der freien Wand
LV	linker Ventrikel, linksventrikulär
LVEDP	enddiastolischer Druck im linken Ventrikel
$LVEDP_{tm}$	transmuraler enddiastolischer Druck im linken Ventrikel
LVEF	fraktionelle systolische Querschnittsflächenabnahme des LV
MAP	mittlerer Aortendruck
MBF	myokardialer Blutfluß
mm Hg	Millimeter Quecksilbersäule (1 mm Hg = 133,322 Pa)
Na^+	Plasmanatrium
nP	Meßzeitpunkt "nach PEEP"
P 0	Meßzeitpunkt "vor PEEP"
P 10	Meßzeitpunkt "PEEP von 10 cm H_2O"
P 15	Meßzeitpunkt "PEEP von 15 cm H_2O"
P 20	Meßzeitpunkt "PEEP von 20 cm H_2O"
p_aCO_2	arterieller CO_2-Partialdruck
p_aO_2	arterieller O_2-Partialdruck
PAP	mittlerer pulmonalarterieller Druck
PAP_{tm}	transmuraler mittlerer pulmonalarterieller Druck
p_{aw}	mittlerer Atemwegsdruck
PCWP	pulmokapillärer Verschlußdruck ("wedge pressure")
PEEP	positiv-endexspiratorischer Druck
pH	arterieller pH
p_{plat}	Atemwegsplateau(pausen)druck
p_{max}	Atemwegsspitzendruck
p_{th}	intrathorakaler Druck
PVR	pulmonaler Gefäßwiderstand
RAP	mittlerer Druck im rechten Vorhof
RAP_{tm}	transmuraler mittlerer Druck im rechten Vorhof
RCA	rechte Koronararterie
rm-ANOVA	Varianzanalyse für wiederholte Messungen
RV	rechter Ventrikel, rechtsventrikulär

RVEDP	enddiastolischer Druck im rechten Ventrikel
$RVEDP_{tm}$	transmuraler enddiastolischer Druck im rechten Ventrikel
RVEF	fraktionelle systolische Querschnittsflächenabnahme des RV
RVP	systolischer Druck im rechten Ventrikel
RVP_{tm}	transmuraler systolischer Druck im rechten Ventrikel
s.-l.	septal-lateral
SV	Schlagvolumen
SVI	Schlagvolumenindex
T	statistischer Test
TPR	peripherer Gefäßwiderstand
TSP	transseptaler Druckgradient
V_{max}	maximale lastfreie Verkürzungsgeschwindigkeit kontraktiler Elemente
V_t	exspiratorisches Atemzugvolumen
ZVD	zentraler Venendruck
2D-TEE	zweidimensionale transösophageale Echokardiographie
%PV	prozentuale postsystolische Verkürzung
%SL	prozentuale systolische Längenzunahme
%SV	prozentuale systolische Verkürzung

1 Einleitung

Die Anwendung von positiv-endexspiratorischem Druck (PEEP) in Kombination
mit maschineller Beatmung oder mit Spontanatmung (CPAP) ist das zentrale
Therapiekonzept bei der Behandlung des akuten Lungenversagens [11, 68, 96,
179, 186, 224, 301, 368, 382, 405]. Dieses Krankheitsbild ("adult respiratory
distress syndrome", ARDS) [10] ist gekennzeichnet durch diffuse bilaterale al-
veoläre Infiltrate, durch die Abnahme der funktionellen Residualkapazität (FRC)
und der pulmonalen Compliance sowie durch ein Mißverhältnis von alveolärer
Ventilation und Perfusion mit der Folge einer O_2-refraktären arteriellen Hypox-
ämie [74, 188, 250, 254, 301, 362]. PEEP bewirkt bei Patienten mit ARDS über
die Erhöhung des *transpulmonalen* Druckes - der Differenz von Atemwegsdruck
und intrathorakalem Druck - eine Zunahme der pathologisch erniedrigten FRC
[96, 169, 283] und der Compliance der Lunge [57, 169, 368]. Die Abnahme der
intrapulmonalen Shuntfraktion infolge des verbesserten Ventilations-Perfusions-
Verhältnisses [89, 130, 207,294, 380] führt zu dem letztlich erwünschten Effekt,
der Erhöhung des arteriellen O_2-Partialdruckes [96, 186, 294, 368].

Neben diesem günstigen Effekt auf den pulmonalen Gasaustausch kann Beatmung mit PEEP jedoch zugleich einen Abfall des Herzzeitvolumens (HZV) und
des Schlagvolumens (SV) zur Folge haben [26, 63, 67, 166, 179, 249, 269, 277,
283, 286, 291, 328, 395]. Ob und in welchem Ausmaß PEEP diesen unerwünschten Nebeneffekt ausübt, hängt ab von der Höhe des angewandten Atemwegsdruckes [111, 156, 162, 205, 282, 382], dem zirkulierenden Blutvolumen und
dem Tonus der Kapazitätsgefäße [62, 81, 130, 269, 291], der Herzfunktion [56,
222, 278, 282, 286, 304, 380], der Aktivität des sympathikoadrenergen Systems
[36, 166] und der Compliance von Lunge und Thorax [57, 92]. Je nach dem
Schweregrad der Lungenfunktionsstörung und abhängig von den individuellen
kardialen Reserven ist somit der Nettoeffekt der Verbesserung des arteriellen
O_2-Gehaltes auf der einen und der Verringerung des HZV auf der anderen
Seite auf die entscheidende Größe, die O_2-Transportkapazität, nur schwer
vorhersehbar. Beatmung mit PEEP kann somit auch zu einer Verschlechterung
des systemischen O_2-Angebots und damit der Gewebeoxygenierung führen [66,
166, 206, 269, 283].

1.1 Mechanismen der hämodynamischen Nebenwirkungen von PEEP

Für die hämodynamischen Nebenwirkungen der Beatmung mit PEEP wird eine Vielzahl von Mechanismen verantwortlich gemacht, deren Bedeutung nach wie vor umstritten ist [45, 68, 341, 382]. Als kausale Faktoren werden diskutiert: 1) die Abnahme des venösen Rückflusses zum Herzen, 2) eine Einschränkung der Funktion des linken Ventrikels (LV) und auch des rechten Ventrikels (RV) infolge verminderter Myokarddurchblutung, 3) der erhöhte pulmonale Gefäßwiderstand, 4) eine Änderung der Compliance des LV durch ventrikuläre Interdependenz, 5) die "Tamponade" des Herzens durch die Lunge und 6) eine humoral oder über Reflexe vermittelte Depression der Kontraktilität des Herzens.

Im Gegensatz zur Spontanatmung und zur intermittierenden Überdruckbeatmung erzeugt die Beatmung mit PEEP während des gesamten Atemzyklus positive intrathorakale Drücke, die sich auf die großen Gefäße und das Herz übertragen. *Eine* Folge davon ist, daß die klinisch übliche Bestimmung des zentralen Venendruckes (ZVD), des Druckes im rechten Vorhof (RAP) und die des pulmokapillären Verschlußdruckes (PCWP) als *intravasale* Drücke unter PEEP-Bedingungen kein Maß für die wahren Füllungsdrücke beider Ventrikel darstellen [60, 251, 255]. Erst die Berechnung des *transmuralen* Druckes - der Differenz aus intravasalem und intrathorakalem Druck - gibt den tatsächlichen Füllungsdruck des Herzens wieder [69, 215]. Die Messung des intrathorakalen Druckes ist jedoch in der klinischen Praxis selten möglich. Daraus ergibt sich die paradoxe Situation, daß trotz erhöhtem RAP die Vorlast des RV erniedrigt sein kann, da infolge des verminderten transmuralen (= effektiven) Druckes der Dehnungszustand des Myokards des RV am Ende der Diastole während PEEP abnimmt.

Gleichzeitig bildet jedoch der erhöhte intravasale RAP zusammen mit dem "systemischen Füllungsdruck" [391] diejenige Druckkomponente, die den venösen Blutfluß zum Herzen bestimmt [121]. Die aus dem geringeren Druckgradienten resultierende Drosselung des venösen Rückflusses [67, 99, 244, 291] gilt heute allgemein als die Hauptursache für die Verminderung des Auswurfvolumens des Herzens während PEEP [45, 68, 205, 277, 341, 382]. Durch Zufuhr von Volumen kann eine Steigerung des venösen Rückflusses und damit eine Normalisierung der transmuralen Füllungsdrücke des Herzens erzielt werden [291]. Mehrere Arbeitsgruppen fanden jedoch trotz normalisierter [63, 291], aber auch bei erhöhten Füllungsdrücken [327] ein erniedrigtes HZV während PEEP. In anderen Studien waren die Füllungsdrücke, die zur Normalisierung des HZV bei PEEP-Beatmung erforderlich waren, höher als diejenigen während alleiniger intermittierender Überdruckbeatmung [287, 304]. Diese Diskrepanz zwischen Vorlast - repräsentiert durch den ventrikulären Füllungsdruck- und Herzauswurfleistung wurde als Hinweis auf eine eingeschränkte Herzfunktion während PEEP gedeutet.

Die Vermutung, daß die Verminderung des venösen Rückflusses nicht allein für die hämodynamischen Nebenwirkungen verantwortlich sein kann, wird durch tierexperimentelle Studien unterstützt. Wurde z. B. durch Entfernung der

Thoraxwand ein Anstieg des intrathorakalen Druckes verhindert, konnte gleichermaßen ein Abfall des HZV während PEEP beobachtet werden [71, 198, 210, 327, 390]. Diese und ähnliche Ergebnisse wurden meist als Zeichen einer eingeschränkten Kontraktilität des LV interpretiert, deren Ursachen in der Freisetzung negativ-inotroper humoraler Faktoren [125, 208, 268], der Aktivierung von Reflexmechanismen durch Dehnung der Lunge [338, 390], oder in einer verminderten Myokarddurchblutung während PEEP zu suchen seien [209, 282, 381, 390].

Messungen des myokardialen Blutflusses (MBF) mit Hilfe der Microspheretechnik [145] bei niedrigen PEEP-Stufen (≤ 15 cmH$_2$O) ergaben allerdings, verglichen mit kontrollierter Beatmung ohne PEEP, unveränderte Werte des MBF des LV [26, 27, 87, 101, 128]. Bei höheren PEEP-Stufen (>15 cmH$_2$O) fanden zwar die meisten Autoren eine Abnahme des absoluten MBF [26, 27, 87, 209, 390], jedoch immer auch eine Abnahme des HZV, weshalb der Anteil des MBF des LV am aktuellen HZV entweder unverändert blieb [87, 209, 390] oder das Myokard des LV, verglichen mit anderen Organen, sogar bevorzugt durchblutet war [26, 128].

Selbst bei vermindertem MBF wurde keine Abnahme des Verhältnisses von endokardialem zu epikardialem MBF ("endo/epi ratio") des LV unter die kritische Schwelle von 0,8 [85, 384] während PEEP gemessen [26, 27, 87, 101, 209, 390]. Trotzdem haben einige Autoren die Reduktion des MBF [87, 159, 390] und selbst minimale Abnahmen der "endo/epi ratio" [209] als Hinweise auf eine Myokardischämie und Ursache des HZV-Abfalls gewertet. Gegen eine kritische Minderperfusion des Herzens während PEEP sprechen jedoch die fehlende Zunahme der myokardialen O$_2$-Extraktion bei deutlich reduziertem MBF [159, 390] sowie neuere Befunde, wonach der koronare Blutfluß und der myokardiale O$_2$-Verbrauch trotz verringertem HZV während PEEP unverändert bleiben [377]. Eine Steigerung der koronaren Laktatproduktion bei 50% der volumenbelasteten Patienten nach koronarer Bypassoperation [377] deutet allerdings darauf hin, daß sich bei Risikopatienten während PEEP eine Myokardischämie entwickeln kann. Aufgrund der erniedrigten Nachlast und der verminderten Herzarbeit des LV während PEEP [27] ist jedoch bei normalem Koronargefäßsystem eine kritische myokardiale Minderperfusion, zumindest des LV, unwahrscheinlich.

1.2 Funktionsbedingungen des rechten Ventrikels während PEEP

Ungeklärt ist dagegen die Frage, ob die Durchblutung auch des *rechten* Ventrikels während PEEP adäquat ist. Die Funktionsbedingungen des rechten Herzens werden durch PEEP in komplexer Weise beeinflußt. Während die Vorlast - zumindest bei fehlendem Volumenersatz - abnimmt, kann PEEP die Nachlast des RV erheblich steigern [54, 141, 142, 164, 339, 394]. Die Wandspannung des RV während der Systole wird durch den transmuralen Ventrikeldruck, den Durchmesser des Ventrikels und die Dicke seiner Wand bestimmt. Der systolische Druck im RV variiert mit dem pulmonalen Gefäßwiderstand (PVR) und der Dehnbarkeit der pulmonalen Strombahn. Der PVR ist unter normalen Bedingungen eine Funktion des Lungenvolumens [306, 410]. Die Druck-Volumen-Charakteristik des pulmonalen Gefäßbetts wird bei Steigerung des alveolaren Druckes regional unterschiedlich beeinflußt [272]: zwar bewirkt die schrittweise Erhöhung des transpulmonalen Druckes eine Zunahme des Volumens der großen Gefäße, gleichzeitig verringert sich jedoch das Volumen der kleinen Blutgefäße, insbesondere der Lungenkapillaren [155]. Der Nettoeffekt ist eine Zunahme des PVR mit steigendem Lungenvolumen, verursacht durch Verlängerung und Kompression der kleinen Gefäße der Lungenstrombahn [119, 306, 410]. Bei initial pathologisch kleinen Lungenvolumina können niedrige PEEP-Stufen durch die Rekrutierung zuvor nicht ventilierter Alveolen und die dadurch bedingte Aufhebung der hypoxischen pulmonalen Vasokonstriktion [139] auch zu einer Verminderung des PVR führen [57]. Erst eine weitere Steigerung des endexspiratorischen Druckes hat dann eine Zunahme des PVR zur Folge [57]. Ein erhöhter PVR impliziert zwar grundsätzlich eine Steigerung der Nachlast, die Situation wird jedoch dadurch kompliziert, daß durch den erhöhten intrathorakalen Druck der transmurale Druck des RV zugleich vermindert wird, was wiederum einer Senkung der Nachlast entspricht.

Grundsätzlich reagiert der RV auf Steigerungen der Nachlast erheblich sensibler als der LV [22, 147] mit einer Zunahme seines endsystolischen und sekundär seines enddiastolischen Volumens [274, 297, 348, 349]. Ob PEEP tatsächlich die Vorlast des RV erniedrigt, hängt letztlich davon ab, ob seine Effekte auf den venösen Rückstrom oder auf den pulmonalen Gefäßwiderstand überwiegen, unter welchen Ausgangsbedingungen dieser beiden Größen PEEP appliziert wird [339] und in welchem Ausmaß die kontraktile Funktion des RV eine Nachlasterhöhung zu kompensieren vermag.

Auf die weitgehend ungeklärte Rolle der Funktion des RV während PEEP haben erstmals Laver et al. [191, 193] hingewiesen. Die Autoren untersuchten bei PEEP-beatmeten Patienten mit ARDS die Volumina beider Ventrikel mit Hilfe der Radionuklidventrikulographie. Sie beobachteten nach Volumenersatz eine Größenzunahme des RV, während sich der LV gleichzeitig verkleinerte. Eine Dilatation der vergleichsweise dünnen freien Wand (FW) des RV bei erhöhtem transmuralem Druckgradienten bedeutet aber eine erhebliche Zunahme der Wandspannung und damit des myokardialen O_2-Bedarfs. Laver [191] vermutete, daß es insbesondere bei Patienten mit koronarer Herzkrankheit unter diesen Bedingungen zur Ischämie der FW und damit zu einer Verschlechterung der Kontraktilität des RV kommen könnte. Dies könnte einen Teil der hämodynamischen Effekte unter PEEP-Beatmung erklären.

Auf einen weiteren Aspekt bei der Beurteilung der Determinanten des MBF im RV wiesen Beyer u. Meßmer hin [27]. Zusätzlich zum intraventrikulären Druck stellt die PEEP-induzierte Erhöhung des juxtakardialen Druckes eine Komponente des *intramuralen* Druckes in der FW dar. Da die Myokardperfusion des RV, im Gegensatz zum LV, überwiegend während der Systole erfolgt [20, 70, 143, 181, 203, 329], kommt der Höhe des intramuralen Druckes bei der Regulierung der Durchblutung des rechtsventrikulären Myokards entscheidende Bedeutung zu. Eine Erhöhung der Vorlast durch Volumenzufuhr könnte durch Steigerung des intramuralen Druckes in der Diastole [91, 143] eine zusätzliche Reduktion, v. a. der Durchblutung des endokardialen Myokards, bewirken.

Die Durchblutung des RV während PEEP wurde von mehreren Arbeitsgruppen mit der Microspheretechnik bestimmt [26, 27, 101, 209, 390]. Mit steigenden PEEP-Stufen nahm der RV-MBF entweder in allen Myokardschichten [390] oder ausschließlich in der epikardialen Schicht ab [209], oder er blieb trotz verringertem HZV unverändert [26, 27, 101]. Übereinstimmend wird allerdings in allen Arbeiten eine Umverteilung des regionalen MBF *zugunsten* des RV festgestellt. Angesichts einer erhöhten Herzarbeit sind absolute Durchblutungswerte jedoch wenig aussagekräftig, wenn sie nicht in Relation zum aktuellen O_2-Verbrauch gesetzt werden. Eine - verglichen zu seinem aktuellen Bedarf - "relative" Minderperfusion der FW des RV kann daher als Ursache für die während PEEP reduzierte Herzfunktion nicht ausgeschlossen werden [28, 63].

1.3 Ventrikuläre Interdependenz

Beide Herzkammern arbeiten bekanntlich nicht nur als serielle, über den Volumenfluß in Verbindung stehende, sondern auch als parallele Pumpen, umgeben von dem bei akuten Volumenänderungen wenig dehnbaren Perikard. Die ventrikuläre Interdependenz - die Beeinflussung der Funktionsbedingungen des einen durch akute Volumenänderung des jeweils anderen Ventrikels -, vermittelt über das gemeinsame interventrikuläre Septum, ist experimentell vielfach belegt [40, 93, 94, 189, 260, 370, 404]. Demnach könnte auch unter PEEP-Beatmung die Dilatation des RV, möglicherweise aggraviert durch eine relative Minderperfusion seiner FW, zur Beeinträchtigung der Compliance des LV führen. Laver et al. prägten dafür den Begriff der diastolischen Tamponade des LV [193].

Die Bedeutung der ventrikulären Interdependenz während PEEP ist nach wie vor umstritten. Zwar konnte eine Arbeitsgruppe echokardiographisch eine Linksverschiebung und Abflachung des interventrikulären Septums und eine Abnahme der Querschnittsfläche des LV an Patienten mit ARDS während PEEP bestätigen [162, 163], doch fanden andere Untersucher eine Abnahme der Querschnittsfläche des RV bei unveränderter Fläche des LV [183], d. h. keinen Anhalt für einen "shift" des Septums in Richtung des LV [287] und keine abnormen Bewegungen des Septums [296]. Dagegen wurde eine Kompression der Seitenwand des LV [62, 303] und kürzlich sogar eine Rechtsverschiebung des Ventrikelseptums während PEEP mitgeteilt [342]. Die Mehrzahl der Analysen, die mit Hilfe der Radionuklidventrikulographie an Patienten durchgeführt worden sind, kamen zu dem Ergebnis, daß PEEP eine gleichsinnige Verminderung der enddiastolischen Volumina beider Ventrikel induziert [79, 280, 395]. Eine Beurteilung der Geometrie der Ventrikel, insbesondere die Analyse dynamischer Kontraktionsabläufe, ist mit diesem Verfahren allerdings nur begrenzt möglich.

2 Fragestellung

Basierend auf den oben angeführten Befunden kann die Rolle des RV bei PEEP-Beatmung wie folgt skizziert werden:

Die negativen Auswirkungen eines erhöhten Atemwegsdruckes auf das HZV sind nicht allein mit der bekannten Kausalkette von vermindertem venösem Rückfluß und rechtsventrikulärer Vorlast zu erklären. Vielmehr induziert PEEP eine Steigerung des pulmonalen Gefäßwiderstands sowie eine Zunahme der Nachlast und damit des myokardialen O_2-Verbrauchs des RV. Eine in Relation zum erhöhten O_2-Bedarf unzureichende Myokardperfusion beeinträchtigt die Kontraktilität des RV und bewirkt damit den Abfall des SV und des HZV. Zugleich hat die Dilatation des minderperfundierten RV eine Verschiebung des Septums nach links, mit konsekutiver Beeinträchtigung der Funktion des linken Ventrikels, zur Folge. Somit wären nach Volumenersatz und Normalisierung der rechtsventrikulären Vorlast diese beiden Mechanismen für die HZV-Minderung durch PEEP verantwortlich.

Diese Überlegungen führten zu folgenden Fragestellungen:

1) Welche Auswirkungen hat eine kritische Minderperfusion des rechten Ventrikels auf die hämodynamischen Effekte der Beatmung mit PEEP?
2) Bewirkt Beatmung mit PEEP bei adäquatem Volumenersatz eine Dilatation des rechten Ventrikels?
3) Erfolgt während PEEP eine Verschiebung des interventrikulären Septums (IVS) nach links?
4) Bewirkt PEEP über die genannten Mechanismen eine Änderung der dynamischen Geometrie des linken Ventrikels?

Die Beantwortung dieser Fragen kann zu einem besseren Verständnis der komplexen Auswirkungen der Beatmung mit PEEP auf die Hämodynamik beitragen und die Bewertung klinisch routinemäßig erhobener, aber oft nur schwer interpretierbarer Parameter der Herzfunktion unter den Bedingungen der Beatmung erleichtern. Letztlich könnten die Ergebnisse Antwort auf die Frage geben, ob von Maßnahmen, die auf eine Verbesserung der Myokardperfusion der FW des RV während ARDS und PEEP-Beatmung abzielen [140, 284, 285], überhaupt eine Steigerung der Herzauswurfleistung und damit eine Optimierung des systemischen O_2-Angebots erwartet werden kann.

3 Material und Methodik

3.1 Versuchstiere

Die Untersuchungen wurden an insgesamt 42 erwachsenen Hunden beiderlei Geschlechts mit einem Körpergewicht (KG) von 18 - 40 kg durchgeführt. In einer ersten Versuchsreihe (A) wurden an Mischlingshunden das regionale Kontraktionsverhalten der freien Wand des RV und die Myokarddurchblutung untersucht. In den Versuchsreihen B und C, in denen die Rolle der ventrikulären Interdependenz während PEEP-Beatmung geklärt werden sollte, kamen in der Tierfarm der Universität Heidelberg gezüchtete Foxhounds zum Einsatz.

3.2 Anästhesieverfahren und Beatmung

30 min nach Prämedikation mit 1,5 - 4 ml Propiomazin[1] wurden die Tiere durch i.v.-Injektion von 15 ml Pentobarbital[2]/kg KG und 0,9 - 1,5 mg Buprenorphin[3] anästhesiert und mit 5 mg Alcuronium[4] relaxiert. 5 mg Pentobarbital/kg KG/h und 4 - 5 ml Ringer-Lösung[5]/kg KG/h wurden während des gesamten Versuchs über eine Infusionspumpe[6] i.v. appliziert. Bei Bedarf und vor Beginn der eigentlichen Meßperiode wurden 5 mg Alcuronium als Einzeldosis i.v. verabreicht.

Nach orotrachealer Intubation wurden die Tiere über ein fluß-zeit-gesteuertes Beatmungsgerät[7] mit einem N_2O-O_2-Gemisch kontrolliert beatmet. Das Atem-

---

[1]Combelen, Bayer, Leverkusen.

[2]Nembutal, Ceva, Bad Segeberg.

[3]Temgesic, Boehringer, Mannheim.

[4]Alloferin, Roche, Grenzach-Wyhlen.

[5]Braun Melsungen, Melsungen.

[6]Schiwamatic 7000, Schiwa, Glandorf.

[7]Servo Ventilator 900C, Siemens-Elema, Solna, Schweden.

zugvolumen (V_t = 15 - 20 ml/kg KG) und die inspiratorische O_2-Konzentration (F_iO_2 = 0,21 - 0,35) wurden bei konstanter Atemfrequenz von 12/min so gewählt, daß der p_aCO_2 zwischen 30 und 45 mm Hg und der p_aO_2 über 90 mm Hg lagen. Die vor Beginn der Periode mit PEEP-Beatmung eingestellten Beatmungsparameter blieben im weiteren Verlauf des Versuchs unverändert. Die Inspirationsdauer betrug 25 %, die inspiratorische Pausendauer 5 % des gesamten Atemzyklus. Daraus resultierte ein Inspirations-Exspirations-Verhältnis von 1 : 2,3. Die Körpertemperatur der Tiere wurde mit Hilfe einer Heizmatte und durch Wärmelampen zwischen 35,5 und 37 °C gehalten.

3.3 Operative Präparation

Katheter[8] wurden über A. und V. femoralis sinistra in die Aorta abdominalis bzw. in die V. cava inferior, ein weiterer Katheter über die V. jugularis externa in den rechten Vorhof sowie ein Thermodilutionskatheter[9] über die V. jugularis externa in die A. pulmonalis eingeführt. Bei 6 Tieren der Versuchsreihe A plazierten wir zur Injektion radioaktiv markierter Microspheres zusätzlich einen Sidewinderkatheter[10] über die A. carotis sinistra mit seiner Spitze in den linken Vorhof.

Bei allen Tieren wurde nach rechtsseitiger Thorakotomie im 5. ICR das Perikard über dem rechten Vorhof und dem RV in Längsachse des Herzens eröffnet und ein Tipmanometer[11] über eine Stichinzision im rechten Vorhof in den RV plaziert. In Versuchsreihe B führten wir zusätzlich ein Tipmanometer über die A. carotis sinistra in den linken Ventrikel ein. Zur Messung des intrathorakalen Druckes (p_{th}) wurde ein Tipmanometer mit seiner Spitze auf Höhe der Vorhof-Ventrikel-Grenze am Perikard befestigt. Um den direkten Kontakt der Druckaufnehmermembran mit den umgebenden Strukturen (Perikard, Lunge) und damit die Registrierung von Artefakten zu verhindern, war die Spitze des Katheters durch einen PVC-Schlauch mit multiplen seitlichen Öffnungen geschützt. Damit war sichergestellt, daß tatsächlich der intrathorakale Druck und keine gerichtete punktuelle Größe (= Kraft) gemessen wurde.

Bei der Gruppe von Tieren, bei der eine rechtsventrikuläre Ischämie induziert werden sollte, wurde die rechte Koronararterie (RCA) etwa 10 mm distal ihres Ursprunges freipräpariert und mit einem 2-0 -Seidenfaden[12] angeschlungen. Um die Effekte eines intakten Perikards auf die Interdependenz der Ventrikel beurteilen zu können, wurde das Perikard bei den Tieren der entsprechenden Gruppen durch 8 - 10 Einzelknopfnähte verschlossen. Dabei adaptierten wir die

---

[8]PP270, Portex, Hythe, GB.

[9]Swan-Ganz TD Cath. 93A-131-7F, Edwards, Anasco, Puerto Rico.

[10]7F Ducor-Angiographic Cath., Cordis, Miami/FL, USA.

[11]PC 350, Millar Instruments, Houston/TX, USA.

[12]Braun-Dexon, Melsungen.

Ränder des Perikards soweit, daß keine konstringierende Wirkung auf das Herz
ausgeübt wurde. Ein Perikarderguß im weiteren Verlauf des Versuchs war wegen
der verbleibenden Lücken zwischen den Perikardnähten ausgeschlossen.

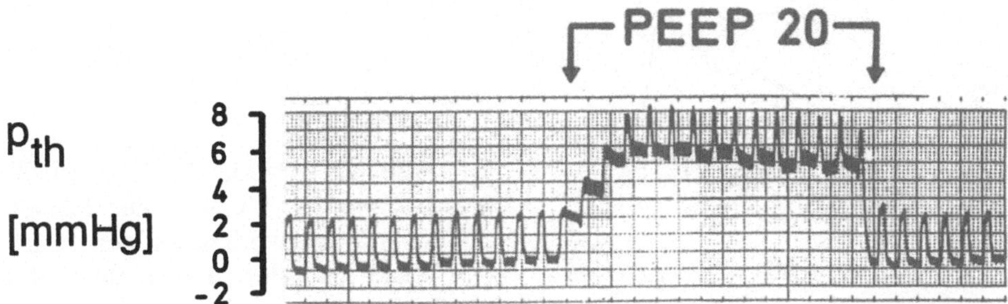

Abb. 1: Registrierung des intrathorakalen Druckes (p_{th}) durch einen am Perikard
befestigten Druckaufnehmer vor und während einer 1-min-Phase mit PEEP-
Beatmung. Neben der Änderung des p_{th} infolge Erhöhung des endexspiratorischen Druckes werden durch diese Meßanordnung auch die atemsynchronen Schwankungen (12/min) während Inspiration und Exspiration exakt
wiedergegeben

Nach Einlegen einer Drainage, die mit ihrer Spitze am höchsten Punkt des
Thorax fixiert wurde, und vor dem schichtweisen, luftdichten Wundverschluß
wurde der Thorax mit NaCl-Lösung gespült. Der größte Teil der Spüllösung ent-
leerte sich beim anschließenden Blähen der Lungen über die Thoraxdrainage, so
daß ein Pneumothorax ausgeschlossen werden konnte und eine optimale Ankop-
pelung der intrathorakalen Druckmessung an die tatsächlichen Druck-
schwankungen während des Atemzyklus gewährleistet war (s. Abb. 1). Bis zum
Beginn der eigentlichen Meßphase bleib ein Sog von -10 cm H_2O an das Wasser-
schloß der Drainage angelegt.

3.3.1 Implantation der piezokeramischen Meßwandler

Zur Messung des regionalen Kontraktionsverhaltens und der Ven-
trikeldimensionen dienten miniaturisierte Meßwandler, sog. Ultraschallkristalle (s.
3.4.2). In Versuchsreihe A wurden 2 Kristalle in Längsachse der Einflußbahn des
RV im Abstand von 9 - 20 mm in 2 - 3 mm Tiefe in das Myokard implantiert
(Abb. 2). Jeder Kristall wurde durch eine epikardiale Naht[13] gesichert.
   Zur Messung der Querdurchmesser beider Ventrikel implantierten wir in
Versuchsreihe B einen Kristall nach Punktion des interventrikulären Septums mit
einer 16-G-Kanüle von der Herzspitze aus 5 - 6 cm tief im Bereich der

---

[13] 5-0-Prolene, Ethicon, Norderstedt.

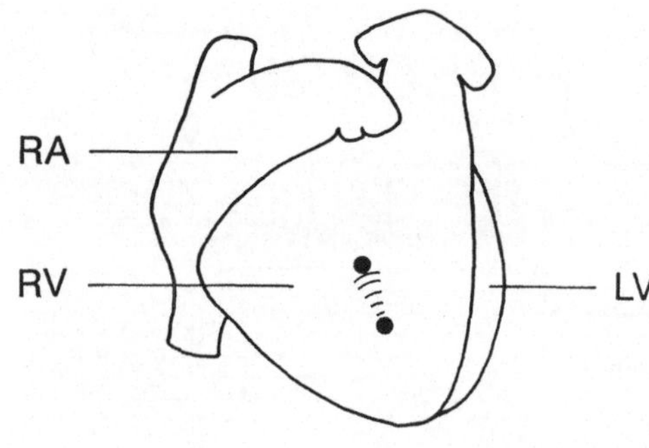

Abb. 2: Position der Ultraschall-kristalle zur Messung des lokalen Kontraktionsverhaltens der freien Wand in der Längsachse des rechten Ventrikels

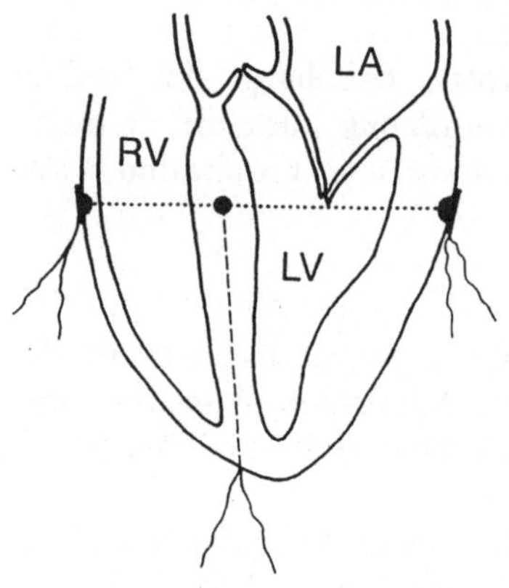

Abb. 3: Position der Kristalle zur Bestimmung der s.-l.-Durchmesser von rechtem und linkem Ventrikel. Der Kristall im Septum wurde durch Punktion von der Herzspitze aus eingeführt

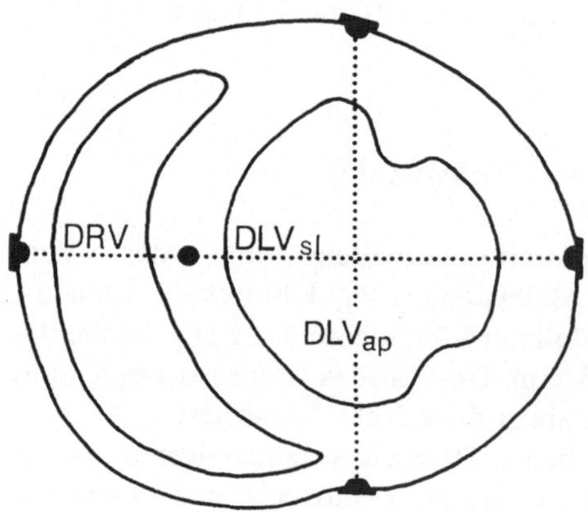

Abb. 4: Lage der Kristalle zur Messung des s.-l.-Durchmessers des rechten *(DRV)* und linken *(DLV_{sl})* sowie des a.-p.-Durch-messers des linken Ventrikels *(DLV_{ap})* in transversaler Schnitt-ebene des Herzens

Einflußbahn des RV in das Myokard des Septums (Abb. 3). Der Zuleitungsdraht wurde an seiner Eintrittstelle in das Myokard mit einer Tabaksbeutelnaht[13] gesichert. Der korrespondierende Kristall der freien Wand des RV wurde im Bereich der Einflußbahn mit 4 Einzelknopfnähten[13] epikardial fixiert. Eine exakt gegenüberliegende Position beider Kristalle erzielten wir dadurch, daß derjenige Punkt aufgesucht wurde, der die kürzeste Laufzeit des Signals und damit den minimalen Abstand der Meßpunkte gewährleistete. Die Fixierung zusätzlicher epikardialer Wandler in zirkumferentieller Anordnung an der Vorder- und Hinterwand sowie der freien Wand des linken Ventrikels erlaubte die simultane Messung sowohl der septal-lateralen Durchmesser des rechten und linken, als auch des anterior-posterioren Durchmessers des linken Ventrikels in einer queren Schnittebene des Herzens (Abb. 4). Die korrekte Position aller Kristalle wurde intraoperativ röntgenologisch und nach Versuchsende autoptisch verifiziert.

3.4 Ultraschall-Laufzeitverfahren

Die in der vorliegenden Arbeit angewandte Methode der Ultraschall-Laufzeitmessung im Myokard (Sonomikrometrie) wurde von Bugge-Asperheim et al. [52] sowie von Franklin et al. [108] entwickelt. Sie ermöglicht die Erfassung der regionalen Myokardfunktion und von Änderungen der Ventrikeldimensionen [153] am schlagenden Herzen durch quasikontinuierliche Messung des Abstandes zweier oder mehrerer in die Ventrikelwand implantierter bzw. am Myokard fixierter miniaturisierter Meßwandler.

3.4.1 Prinzip der Abstandsmessung mit Ultraschall

Ultraschall breitet sich in den meisten biologischen Geweben als mechanische, longitudinale Dichtewelle mit einer Geschwindigkeit von $1{,}55 \cdot 10^6$ mm/s aus. Diese vergleichsweise niedrige Fortpflanzungsgeschwindigkeit ermöglicht die Messung der Schallaufzeit auch über kurze Distanzen. Voraussetzung für die direkte Bestimmung der Entfernung zweier Punkte aus der Laufzeit des Ultraschalls ist die Kenntnis der Schallgeschwindigkeit und die Konstanz bzw. Homogenität der akustischen Impedanz des Mediums. Diese Bedingungen sind bei der Messung am Herzen erfüllt [360].

3.4.2 Meßwandler

Gemessen wird die Laufzeit eines akustischen Impulses zwischen 2 piezokeramischen Meßwandler von denen der eine als Sender, der andere als Empfänger fungiert. Das Material der Meßwandler besteht aus einer Blei-Zirkonat-Titanat-

Keramik[14] mit piezoelektrischen Eigenschaften. Die Eigenfrequenz der Kristalle beträgt ca. 5 MHz.

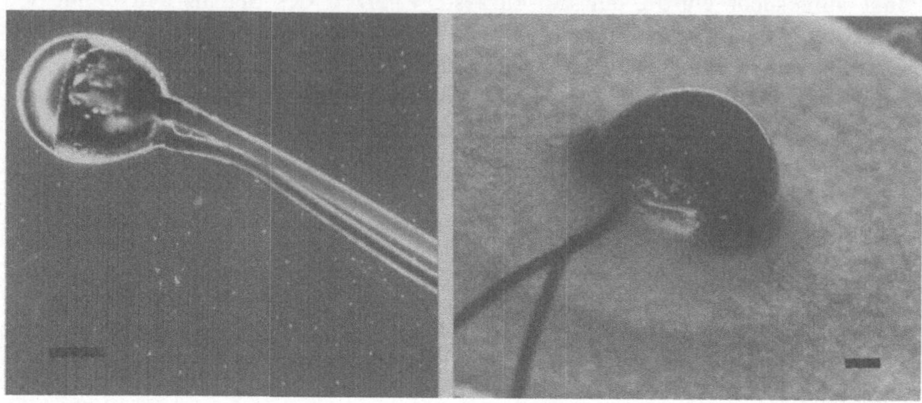

Abb. 5: Piezokeramische Meßwandler ("Ultraschallkristalle") zur Implantation in das Myokard *(links)* und zur epikardialen Befestigung *(rechts)*. Der eingezeichnete Längenmaßstab entspricht 1 mm

Zwei Typen von Wandlern mit unterschiedlichem Aufbau wurden eingesetzt.[15] Kristalle mit zirkulärer Abstrahlcharakteristik aus röhrenförmigem Material (Außendurchmesser 1,7 mm, Länge 1,6 mm, Wanddicke 0,3 mm) wurden in die freie Wand des RV und in das interventrikuläre Septum implantiert. Plättchenförmige Kristalle (5 mm Durchmesser, 0,38 mm Dicke) mit unidirektionaler Sende- bzw. Empfangscharakteristik dienten zur Messung der Ventrikeldurchmesser. Diese Kristalle wurden zur epikardialen Anwendung entwickelt und auf einen Dacronpatch (ca. 15·15 mm) aufgeklebt, der zur Annaht am Herzen dient (Abb. 5). Die Zuführung des Sendeimpulses und die Abnahme des Empfangssignals erfolgt über hochflexible, teflonbeschichtete Miniaturdrähte (Außendurchmesser 0,35 mm).[16] Die elektrische Isolierung wird durch Einbetten des Kristalls in biokompatibles 3-Komponenten-Epoxidharz[17] gewährleistet. Dieses Material fungiert zugleich als streuende akustische Linse [134, 136].

---

[14]PZT-5A Ceramics, Vernitron, Thornhill, GB.

[15]Labormuster zur Verfügung gestellt von Dipl.-Ing. W. Heimisch, Deutsches Herzzentrum, München.

[16]Typ AWG 36, Gore, München.

[17]Beckopox, Farbwerke Hoechst, Frankfurt am Main.

3.4.3 Entfernungsmessung

Je 2 Wandler bilden eine Meßstrecke, wobei jeder Kristall sowohl als Sender als auch als Empfänger fungieren kann. Meßgröße ist die Laufzeit des Ultraschallsignals. Voraussetzung für eine exakte Entfernungsmessung ist eine genaue Zeitmessung. Deshalb wird die Zeitbasis durch einen quarzstabilisierten 1-MHz-Oszillator vorgegeben. Diese Grundfrequenz wird durch einen digitalen Teiler (1 : 250) reduziert und durch einen sog. Multiplexer auf 4 Kanäle verteilt. Daraus resultiert eine Meßwiederholfrequenz von 1 kHz pro Kanal. Während Oszillator, Teiler und Multiplexer die Ablaufsteuerung für das gesamte Meßsystem regeln, existiert für jeden der Kanäle eine separate Sende- und Empfangsschaltung. Die Erregerschaltung ("Pinger") gibt, angesteuert durch den Multiplexer, einen Einzelimpuls von 20 ns Dauer und einer Amplitude von 200 V an den Sendekristall ab. Dieser wird in Schwingungen seiner Eigenfrequenz versetzt (inverser Piezoeffekt), die er seiner Umgebung als Dichtewelle mitteilt. Nach einer endlichen Laufzeit des Signals, die dem Abstand der Kristalle proportional ist, wird der Empfängerkristall erreicht. Dieser wird seinerseits in Schwingungen (5 MHz) versetzt und gibt dadurch ein Spannungssignal (direkter Piezoeffekt) an den integrierten Verstärker ab. Überschreitet das Ausgangssignal des Verstärkers eine an einem Komparator manuell einstellbare Triggerschwelle, setzt dieser einen elektrischen Schalter (sog. Flip-Flop) zurück, der zuvor im Moment der Anregung des Sendekristalls in "Startposition" gesetzt worden war. Der am Schalterausgang anliegende Rechteckimpuls ist in seiner Länge der gemessenen Laufzeit proportional. Die Rechteckimpulse werden integriert und in ein Analogsignal transformiert, das sich auf einem Schreiber als Längensignal registrieren läßt (Abb. 6 a).

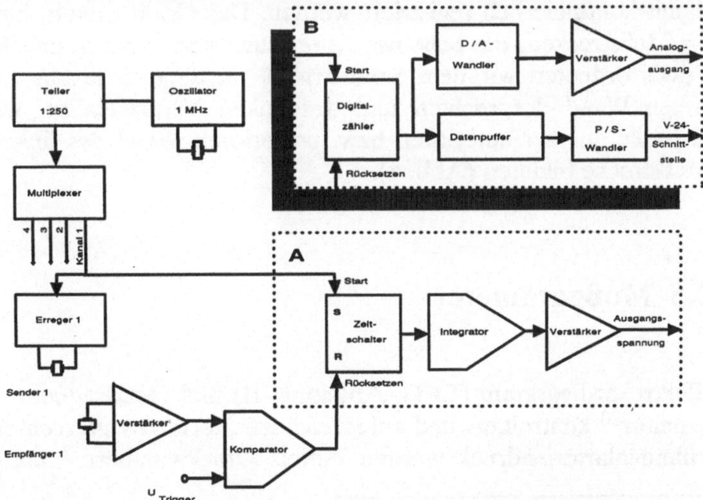

Abb. 6: Blockschaltbilder der beiden verwendeten 4-Kanal-Ultraschall-Laufzeitmeßgeräte. In der Versuchsreihe zur Analyse der Ventrikelgeometrie wurde ein digitales System zur Meßwerterfassung und -verarbeitung *(B)* anstelle des analogen Bautcils *(A)* verwendet (Einzelheiten s. Text)

Die Kalibrierung des Systems ist während des Versuchs in Schritten von 1 μs jederzeit möglich, wenn anstelle des Komparatorausgangs der quarzstabilisierte 1-MHz-Takt an den elektronischen Schalter angelegt wird. Die elektrische Drift des Systems wurde über einen Zeitraum von 6 h mit <0,05 mm gemessen. Die theoretisch erzielbare Auflösung beträgt einen Bruchteil der Wellenlänge des Ultraschallsignals (75 μm).

3.4.4 Verwendete Ultraschall-Laufzeitmeßgeräte

In der vorliegenden Arbeit wurden 2 Systeme zur Entfernungsmessung eingesetzt. In den Versuchen der Serie A verwendeten wir ein Gerät, das ausschließlich mit einem Analogausgang versehen war[18] und dessen Längensignale auf einem Schreiber aufgezeichnet und visuell ausgewertet wurden.

In Versuchsreihe B wurde ein mikroprozessorgesteuertes Ultraschallentfernungsmeßgerät[19] eingesetzt. Es unterschied sich von dem oben beschriebenen dadurch, daß die Meßwerterfassung und -verarbeitung digital und damit mit gleichbleibender und reproduzierbarer Genauigkeit erfolgt. Anstelle des elektrischen Schalters wird bei diesem System ein Digitalzähler im Moment der Aktivierung des Sendekristalls in Gang gesetzt, der beim Empfang des Signals angehalten wird (Abb. 6 b). Der angezeigte Digitalwert ist der Laufzeit des Ultraschalls proportional. Die gespeicherten Werte werden nach entsprechender Umsetzung über eine serielle Schnittstelle an einen Rechner zur Verarbeitung weitergegeben. Der Meßbereich beträgt geräteintern 5 - 100 mm, die Auflösung 0,1 mm. Die Meßwerte können nach Digital-Analog-Wandlung auch als Spannungssignal über einen Analogausgang an einen Schreiber gegeben und damit kontinuierlich registriert werden. Das Gerät erlaubt auf bis zu 4 Kanälen (= Meßstrecken) die beliebige Zuordnung von Sendern und Empfängern. In der Praxis ordneten wir dem Sendekristall im Septum je einen Empfänger in der freien Wand des rechten und des linken Ventrikels zu, während die beiden Kristalle auf der anterioren bzw. posterioren Wand des linken Ventrikels die 3. Meßstrecke bildeten (Abb. 4).

3.5 Meßparameter

Elektrokardiogramm (EKG, Ableitung II) und Herzfrequenz wurden über einen Monitor[20] kontrolliert und aufgezeichnet. Aortendruck, rechter Vorhofdruck und Pulmonalarteriendruck wurden mittels Druckwandlern[21] auf Höhe des rechten

---

[18]Ultrasonic Dimension Gauge, Model 100-A, Parks, Beaverton/OR, USA.

[19]USEM, Ingenieur Ullenboom, Deisenhofen bei München.

[20]Typ Servomed, Hellige, Freiburg.

[21]P23Db, Gould-Statham, Oxnard/CA, USA.

Vorhofs gemessen und zusammen mit den Drücken im rechten und linken Ventrikel, dem intrathorakalen Druck, sowie den Analogsignalen der Ultraschall-Laufzeitmessung auf einem Mehrkanalschreiber[22] fortlaufend aufgezeichnet. Zu den festgesetzten Meßzeitpunkten wurde 4 - 5 s lang mit einer Papiervorschub-geschwindigkeit von 200 mm/s registriert. Die Auswertung aller Signale erfolgte am Ende der Exspiration (erkennbar am intrathorakalen Druckverlauf) durch Bildung des Mittelwertes aus den Werten von je 3 Herzzyklen. Transmurale Drücke wurden aus der Differenz von intraventrikulärem und intrathorakalem Druck bestimmt. Den transseptalen Druck (TSP) berechneten wir als Differenz der Drücke in linkem und rechtem Ventrikel am Ende der Diastole. Das Ende der Diastole wurde zum Zeitpunkt der R -Zacke des EKG festgelegt, die Endsystole durch das Ende der T-Welle und die maximale Druckabfallsgeschwindigkeit im RV (dp/dt_{min}) definiert (Abb. 7).

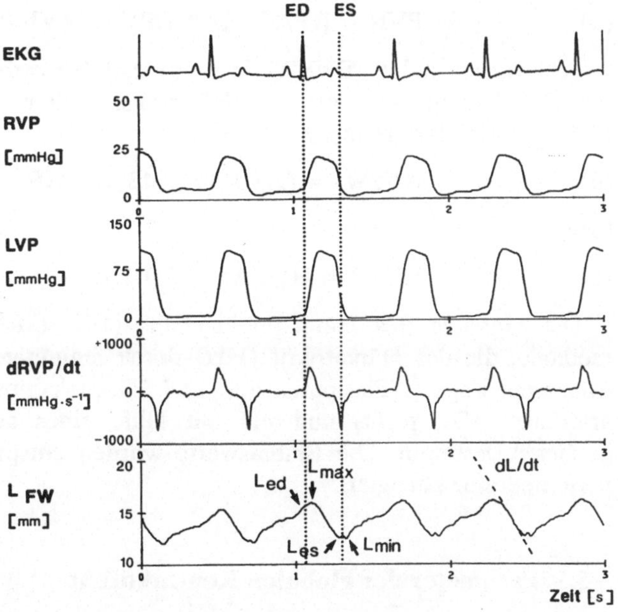

Abb. 7: Originalregistrierung von EKG, Drücken im rechten *(RVP)* und linken Ventrikel *(LVP)*, Druckänderungsgeschwindigkeit im RV *(dRVP/dt)* und des Längensignals der freien Wand des RV *(L_{FW})*. Eingezeichnet sind der Zeitpunkt der Enddiastole *(ED)* und der Endsystole *(ES)*, die maximale und minimale *(L_{max}, L_{min})* sowie die enddiastolische und endsystolische Länge *(L_{ed}, L_{es})* des Muskelsegments der freien Wand. Die systolische Steigung von L_{FW} entspricht der Verkürzungsgeschwindigkeit (dL/dt)

---

[22]Model 481, Gould-Brush, Cleveland/OH, USA.

Das Herzzeitvolumen (HZV) wurde durch endexspiratorische Injektion von 5 ml eisgekühlter NaCl-Lösung nach dem Thermodilutionsverfahren bestimmt[23], wobei jeweils der Mittelwert von 3 aufeinanderfolgenden Messungen für die Auswertung berücksichtigt wurde. Der Herzindex (HI) wurde, bezogen auf das KG der Tiere gemessen in kg, in l/min nach der Formel

$$(1) \qquad HI = 10 \cdot HZV / KG^{0,75}$$

berechnet [150].

Die Berechnung der Widerstände in System- und Lungenkreislauf (TPR bzw. PVR in $dyn \cdot s \cdot cm^{-5}$) erfolgte aus Herzzeitvolumen (HZV), mittlerem arteriellem (MAP) und pulmonalarteriellem Druck (PAP), rechtem Vorhofdruck (RAP) und linksventrikulär-enddiastolischem Druck (LVEDP) nach den Standardformeln:

$$(2) \qquad TPR = [(MAP - RAP) / HZV] \cdot 79,9$$

bzw.

$$(3) \qquad PVR = [(PAP - LVEDP) / HZV] \cdot 79,9.$$

Schlagarbeitsindex (RVSWI in $g \cdot m$) und Herzarbeitsindex (RCWI in $kg \cdot m$) des RV berechneten wir aus HI, transmuralem pulmonalarteriellem Druck (PAP_{tm}) und Herzfrequenz (HF) als

$$(4) \qquad RVSWI = (HI \cdot PAP_{tm} \cdot 13,6) / HF$$

bzw.

$$(5) \qquad RCWI = HI \cdot PAP_{tm} \cdot 0,0136.$$

Die Messung des Hämoglobingehalts (Hb) erfolgte nach der Hb-Cyanidmethode, die des Hämatokrit (Hkt) durch 5minütiges Zentrifugieren mit einer Mikrozentrifuge[24]. Plasmanatrium und Plasmakalium wurden photometrisch[25], arterieller pO_2, pCO_2 und pH mit Hilfe eines automatisierten Blutgasmeßgerätes[26] bestimmt. Die Blutgaswerte wurden entsprechend der aktuellen Körpertemperatur korrigiert.

3.5.1 Parameter der globalen Kontraktilität

Die Parameter der globalen rechtsventrikulären Kontraktilität leiteten wir aus dem intraventrikulären Drucksignal (Tipmanometer) ab. Die Druckänderungsgeschwindigkeit im RV (dp/dt) wurde durch Differenzierung des intraventrikulären Drucksignals nach der Zeit[27] gewonnen. Ausgewertet wurden die maximale Druckanstiegsgeschwindigkeit dp/dt_{max} [151, 219, 332] und die lastfreie

---

[23]Cardiac Index Computer SP 1435, Gould-Statham, Oxnard/CA, USA.

[24]Hettich-Haematokrit, Hettich, Tuttlingen.

[25]Flame Photometer 430, Corning EEL, Halstead, Essex, GB.

[26]ABL3, Radiometer, Kopenhagen, DK.

[27]Gould-Statham Differentiator, Model 13-4214-01.

Verkürzungsgeschwindigkeit kontraktiler Elemente V_{max} [220, 355]. Zur Bestimmung von V_{max} wurden dp/dt und der entwickelte transmurale Ventrikeldruck (p) dreier Herzzyklen in 5-ms-Intervallen ausgewertet und die Geschwindigkeit kontraktiler Elemente nach der Formel

$$(6) \qquad V_{ce} = dp/dt \; / \; (K \cdot p)$$

berechnet [220, 355]. In dieser Formel bedeuten V_{ce} Verkürzungsgeschwindigkeit kontraktiler Elemente bei isovolumetrischer Kontraktion, dp/dt 1. Ableitung des intraventrikulären Druckes nach der Zeit, p entwickelter transmuraler Ventrikeldruck zum korrespondierenden Zeitpunkt von dp/dt und K = 28 eine Konstante, welche die Beziehung von intraventrikulärem Druck und dem Elastizitätsmodul der elastischen Elemente beschreibt [266, 267, 310].

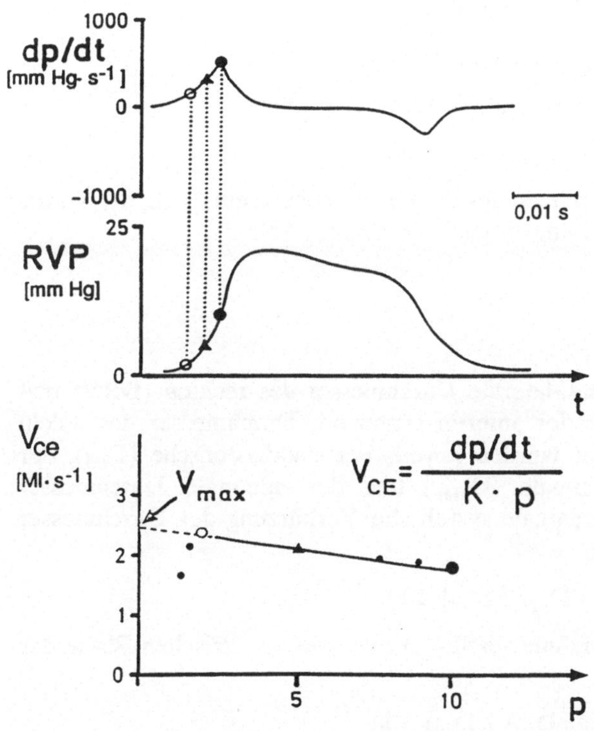

Abb. 8: Schematische Darstellung der Bestimmung des Kontraktilitätsindex V_{max}. Nach zeitgleicher Auswertung der Druckanstiegsgeschwindigkeit im RV *(dp/dt)* und des entwickelten rechtsventrikulären Druckes *(RVP)* kann die Geschwindigkeit kontraktiler Elemente *(V_{ce})* nach der dargestellten Formel berechnet werden. Durch Extrapolation des linearen Teils der Beziehung von V_{ce} und p wird die maximale (lastfreie) Geschwindigkeit kontraktiler Elemente *(V_{max})* ermittelt

Durch die Punkte des isovolumetrischen Abschnittes der Beziehung von dp/dt und p wurde eine Gerade gelegt (Abb. 8). Die Geradengleichung wurde durch Regressionsanalyse nach der Methode der kleinsten Quadrate ermittelt. Nur bei einem Bestimmtheitsmaß $r^2 > 0,9$ wurde die Anpassung der Geraden an die

Punktewolke als ausreichend akzeptiert. Bei $r^2 \leq 0{,}9$ wurden weitere Herzzyklen zur Auswertung herangezogen. Durch Extrapolation der so ermittelten Gerade auf die Ordinate (entsprechend $p = 0$) wurde V_{max} ermittelt (Abb. 8).

3.5.2 Lokales Kontraktionsverhalten

Als Parameter der lokalen Kontraktilität des RV wurde die prozentuale systolische Verkürzung (%SV) des Muskelsegments zwischen den Kristallen in der Einflußbahn des RV aus enddiastolischer (L_{ed}) und endsystolischer Länge (L_{es}) nach der Formel

$$(7) \qquad \%SV = [(L_{ed} - L_{es}) / L_{ed}] \cdot 100$$

berechnet.

Die enddiastolische Länge des Muskelsegments entsprach nicht in jedem Fall auch dem maximal gemessenen Abstand, die endsystolische Länge nicht dem minimalen Abstand der Kristalle (s. Abb. 7). Daher wurden zusätzlich die maximale (L_{max}) und minimale (L_{min}) Segmentlänge ausgewertet und daraus die systolische Längenzunahme (%SL) in der Protosystole als

$$(8) \qquad \%SL = [(L_{max} - L_{ed}) / L_{ed}] \cdot 100,$$

und die postsystolische Verkürzung (%PV) nach der Formel

$$(9) \qquad \%PV = [(L_{es} - L_{min}) / L_{es}] \cdot 100$$

berechnet. Die Verkürzungsgeschwindigkeit des Wandsegments (dL/dt) wurde graphisch aus der Steigung des Längensignals bestimmt (Abb. 7).

3.5.3 Ventrikeldimensionen

Aufgezeichnet wurden der septal-laterale Durchmesser des rechten (DRV) und linken Ventrikels (DSL) sowie der anterior-posteriore Durchmesser des linken Ventrikels (DAP). Ausgewertet wurden jeweils der enddiastolische (D_{ed}), der endsystolische (D_{es}), der maximale (D_{max}) und der minimale Durchmesser (D_{min}) der Ventrikel. Die prozentuale systolische Verkürzung der Durchmesser (%SV) wurde nach der Formel

$$(10) \qquad \%SV = [(D_{ed} - D_{es}) / D_{ed}] \cdot 100,$$

die systolische Durchmesserzunahme (%SL) in der isovolumetrischen Phase der Kontraktion als

$$(11) \qquad \%SL = [(D_{max} - D_{ed}) / D_{ed}] \cdot 100,$$

und die postsystolische Verkürzung (%PV) in der Relaxationsphase als

$$(12) \qquad \%PV = [(D_{es} - D_{min}) / D_{es}] \cdot 100$$

berechnet.

3.5.4 Dynamische Geometrie der Ventrikel

Änderungen der dynamischen Geometrie beider Ventrikel lassen sich am besten in Form von Druck-Durchmesser-Diagrammen beschreiben (Abb. 9). Auf der Ordinate ist der transmurale Ventrikeldruck, auf der Abszisse der Ventrikeldurchmesser aufgetragen. Das Zeitintervall zwischen 2 Meßpunkten innerhalb der abgebildeten Druck-Durchmesser-Schleife beträgt jeweils 8 ms. Durch die Darstellung fixer Meßwertintervalle können aus der Dichte der Meßpunkte Informationen über die Geschwindigkeit der Ventrikelkontraktion gewonnen werden. Aus Gründen der Übersichtlichkeit ist jeweils nur ein einzelner Herzzyklus aufgezeichnet. Der Kurvenverlauf beschreibt, beginnend am Punkt der Enddiastole (A), die isovolumetrische Phase der Kontraktion (A - B), gefolgt von der Auswurfphase bis zum Punkt der Endsystole (C), die isovolumetrische Relaxationsphase (C - D) und die ventrikuläre Füllungsphase (D - A).

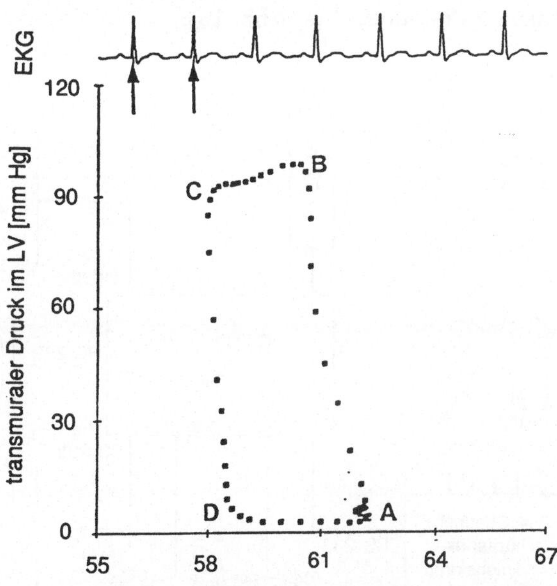

Abb. 9: Druck-Durchmesser-Diagramm eines einzelnen Herzzyklus. *Ordinate*: transmuraler Druck im LV, *Abszisse:* anterior-posteriorer Durchmesser des LV. Der Abstand zwischen 2 benachbarten Meßpunkten beträgt jeweils 8 ms. Die beiden *Pfeile* kennzeichnen das dargestellte R-R-Intervall. *A* Enddiastole, *B* Ende der isovolumetrischen Phase der Kontraktion und Beginn der Auswurfphase, *C* Endsystole, *D* Ende der isovolumetrischen Relaxationsphase und Beginn der ventrikulären Füllungsphase

3.5.5 Rechnergestützte Datenerfassung und -auswertung

Das manuelle Erstellen von Druck-Durchmesser-Diagrammen aus den Analog-
aufzeichnungen der Einzelsignale ist nur mit erheblichem Aufwand und damit
erst in zeitlicher Verzögerung zum eigentlichen Versuch möglich. Die visuelle
Auswertung der Kurven in kurzen Zeitintervallen (5 ms) und ihre Dokumenta-
tion ist darüber hinaus mit zahlreichen Fehlerquellen behaftet. Aus diesem Grund
wurde eine rechnergestützte Meßdatenerfassungs- und -auswerteeinheit entwickelt, welche die digitale Speicherung ausgewählter Signale zu einem beliebigen
Zeitpunkt während des Versuchs über ein begrenztes Zeitintervall mit hoher
Abtastrate ermöglicht. Die visuelle Darstellung der gespeicherten Daten auf
einem Bildschirm, unmittelbar nach Beendigung der Aufzeichnung, ermöglicht
noch während des Versuchs eine Qualitätskontrolle der Registrierung und eine
erste Datenanalyse. Das System besteht aus dem digitalen Ultraschallentfernungsmeßgerät[28], einem A/D -Wandler[29], einem Prozeßrechner PDP 11/23[30],
dem Terminal zur Steuerung des Rechners, einem Farbgraphikbildschirm und
einem X-Y-Plotter[31] (s. Abb. 10).

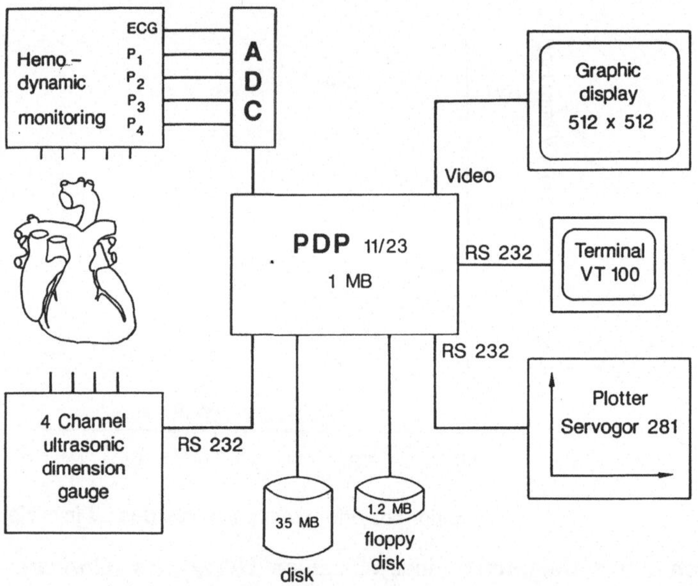

Abb. 10: Schematische Darstellung des rechnergestützten Datenerfassungs- und
auswertesytems. *ADC* Analog-Digital-Wandler, *RS 232* asynchrone Schnittstelle
(Einzelheiten s. Text). (Aus Schosser et al. [337])

---

[28]USEM, Ingenieur Ullenboom, Deisenhofen bei München.

[29]C1000, Cosima Corp., Salem/OR, USA.

[30]DEC, Maynard/MA, USA.

[31]Plotter 281, Tewidata, München.

Das System ermöglicht die gleichzeitige Aufzeichnung von EKG und von je 4 beliebigen Analog- und Längensignalen. Die im digitalen Ultraschall-Längenmeßgerät intern gespeicherten Werte können direkt vom Rechner weiterverarbeitet werden. Der zur Verfügung stehende Speicherplatz des USEM erlaubt eine kontinuierliche Datenaufzeichnung für jeweils 3 s Dauer. Die Analogsignale (EKG und Drücke) werden vom A/D-Wandler mit einer Rate von 250 Hz (4-ms-Intervall) digitalisiert. Eine exakte zeitliche Zuordnung der Meßdaten von USEM und A/D-Wandler ist dadurch gewährleistet, daß beide Geräte von einem gemeinsamen 1-MHz-Takt gesteuert werden. Die Auflösung der Drucksignale bei der digitalen Datenaufnahme erfolgt in Schritten von 0,5 mm Hg, die der Längensignale in Schritten von 0,1 mm. Unmittelbar nach erfolgter Abspeicherung werden alle Signale auf dem Monitor in Kurvenform dargestellt. Durch arithmetische Verknüpfung der Daten können berechnete Parameter wie der transmurale Ventrikeldruck (intraventrikulärer minus intrathorakaler Druck) dargestellt werden. Eine weitere Form der Datenanalyse ist die Zuordnung von transmuralem Ventrikeldruck und Ventrikeldurchmesser. Werden alle Datenpaare der gesamten Aufzeichnungsperiode in dieser Form dargestellt, resultieren Druck-Durchmesser-Schleifen multipler Herzzyklen. Aus Gründen der besseren Übersichtlichkeit wird nur jedes 2. gemessene Wertepaar (entsprechend einem Meßwertintervall von 8 ms) angezeigt. Durch Verschieben zweier Markierungslinien auf der Zeitachse des EKG, deren Positionen auf dem Monitor in die Kurvendarstellung eingeblendet werden, lassen sich beliebige Zeitintervalle innerhalb der Aufzeichnungsperiode darstellen. So ergibt die Positionierung der Markierungslinien auf die R-Zacken zweier benachbarter QRS-Komplexe die Darstellung des Druck-Durchmesser-Diagramms eines einzelnen Herzzyklus (s. Abb. 9).

3.5.6 Eichverfahren

Die verwendeten Druckwandler wurden zusammen mit den Verstärker- und Schreibsystemen vor Beginn jeder Versuchsserie auf Drift und Linearität geprüft. Dabei ergab sich ein lineares Meßverhalten im überprüften Meßbereich und eine Temperaturdrift der Tipmanometer im Bereich von 34 - 37 °C von < 1,0 mm Hg. Die Tipmanometer wurden vor Versuchsbeginn für mindestens 12 h bei eingeschaltetem Verstärkersystem in einem auf 36 °C erwärmten Wasserbad gehalten und unmittelbar vor ihrer Verwendung geeicht. Nach Beendigung des Versuchs und nachdem die korrekte Lage der Katheterspitze verifiziert worden war, erfolgte eine erneute Eichung. Die gemessene Nullpunktdrift des Systems betrug < 0,3 mm Hg/h. Um zu verhindern, daß sich diese Drift bei einer mehrstündigen Versuchsdauer zu einem relevanten Meßfehler im Bereich niedriger Drücke aufaddiert, wurde - unter der Annahme einer linearen Drift zwischen den beiden Eichzeitpunkten - eine rechnerische Korrektur der Meßwerte vorgenommen.

Die Statham-Elemente wurden vor und nach dem Versuch mittels Quecksilbermanometer im Bereich zu erwartender Druckwerte geeicht sowie während des Versuchs wiederholt einem Nullpunktabgleich unterzogen.

3.5.7 Microspheretechnik

Um die Ausbreitung und den Grad der induzierten rechtsventrikulären Ischämie abschätzen zu können, wurde bei 6 Tieren die regionale Myokarddurchblutung (MBF) vor und nach RCA-Ligatur mit Hilfe radioaktiv markierter Microspheres (MS) gemessen [145, 312]. Verwendet wurden mit ^{51}Cr, ^{46}Sc, ^{95}Nb und ^{141}Ce markierte MS[32] mit einem mittleren Durchmesser (± SD) zwischen 14,6 ±1,0 μm und 15,2 ±0,8 μm, die in randomisierter Reihenfolge in den linken Vorhof injiziert wurden. Um eine ausreichende Anzahl (>400) MS in den einzelnen Gewebeproben zu gewährleisten, wurden entsprechend dem geschätzten MBF 3 - 6·10^6 MS verwendet. Die MS wurden mit 5 - 7 ml NaCl-Lösung in speziellen Injektionskammern [145] aufgelöst und unmittelbar vor der Injektion 5 min lang auf einem mechanischen Schüttelmixer[33] homogen suspendiert. Die Injektion selbst erfolgte über 40 s, danach wurde das System mit 10 ml warmer NaCl-Lösung gespült. Die arterielle Referenzprobe wurde aus der A. iliaca mit Hilfe einer Präzisionspumpe[34] bei einer Aspirationsrate von 13,1 ml/min entnommen. Die Sammelperiode wurde 10 s vor der Injektion der MS begonnen und nach deren Ende 120 s lang fortgesetzt.

Nachdem die Tiere mit gesättigter KCl-Lösung getötet worden waren, wurde das Herz entnommen und epikardiales Fett, Gefäße, Klappen und Sehnenfäden sorgfältig abpräpariert. Der linke und rechte Vorhof wurden getrennt und in je 2 Proben geteilt. Die freie Wand des RV wurde abgetrennt und in epi- und endokardiale Muskelschichten etwa gleicher Dichte zerteilt. Jede Schicht wurde dann in 8 Proben geteilt, die definierten anatomischen Regionen der freien Wand (Herzbasis- und spitzenregion, Einfluß- und Ausflußbahn) zugeordnet waren (Abb. 11).

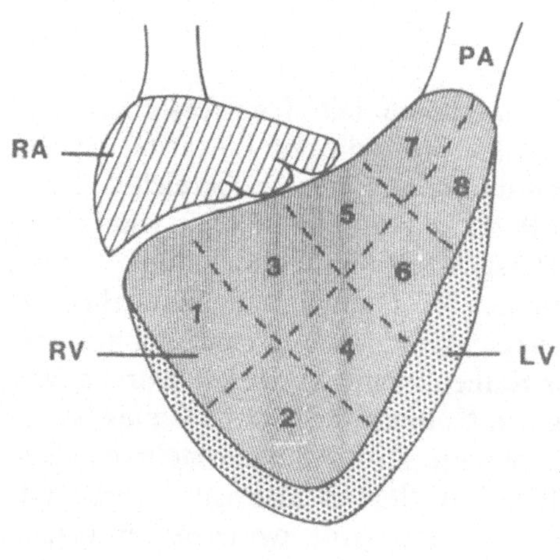

Abb. 11: Einteilung der freien Wand des RV in Regionen zur Bestimmung des myokardialen Blutflusses. *1 - 4* Einflußbahn, *5 - 8* Ausflußbahn

---

[32] 3M-Company, St. Paul/MN, USA.

[33] Heidolph, Kehlheim.

[34] Model 931, Harvard-Apparatus, South Natick/MA, USA.

Der linke Ventrikel wurde in Septum und freie Wand getrennt. Beide wurden in 3 Schichten gleicher Dicke (freie Wand des linken Ventrikels: endokardiale, Mittel- und epikardiale Schicht; Septum: linke, Mittel- und rechte Schicht) geteilt, die ihrerseits in transversaler Richtung in 4 Ebenen getrennt wurden. Dieses Teilungsschema ergab insgesamt 59 Gewebeproben, die sofort einzeln gewogen[35] und in Kunststoffprobenröhrchen abgefüllt wurden.

Die Aktivität der Gewebe- und arteriellen Referenzproben wurde in einem Gammaspektrometer, bestehend aus einem Probenwechsler mit 1"-NaI(Tl)-Detektor[36] und einem Vielkanalpulshöhenanalysator[37] 10 min gemessen. Die Nettozählrate für die einzelnen Nuklide wurde durch schrittweise Subtraktion überlappender Spektrumanteile, ein sog. Spektrum-stripping [145], ermittelt. Der Blutfluß in den einzelnen Gewebeproben wurde nach der Formel

$$(12) \qquad Q_p = Q_{ar} \cdot (C_p / C_{ar})$$

berechnet. Dabei bedeuten Q_p Blutfluß in der Gewebeprobe (ml/min), Q_{ar} Fluß der arteriellen Referenzprobe (ml/min), C_p Zählrate (counts) in der Gewebeprobe und C_{ar} Zählrate in der Referenzprobe. Der mittlere regionale Blutfluß wurde aus der Summe der Zählraten der jeweiligen Einzelproben, geteilt durch die Summe der Gewichte der Einzelproben, berechnet.

Die Zuverlässigkeit der Blutflußmessung mit der beschriebenen Methode wurde in 2 Experimenten durch die simultane Injektion einer Mischung von je $2 \cdot 10^6$ der 4 verwendeten MS-Arten getestet. Die danach errechneten Werte des regionalen Blutflusses unterschieden sich um weniger als 5 %.

3.5.8 Lungenmechanik

Folgende Parameter der Lungenmechanik wurden anhand der am Respirator gemessenen Atemwegsdrücke und exspiratorischen Atemvolumina registriert und berechnet: mittlerer Atemwegsdruck (p_{aw}), Atemwegsspitzendruck (p_{max}), Atemwegsplateaudruck (p_{plat}), endexspiratorischer Druck (PEEP), exspiratorisches Atemzugvolumen (V_t), Atemminutenvolumen (AMV) und statische Compliance von Lunge und Thorax (C_{stat}) als

$$(13) \qquad C_{stat} = V_t / (p_{plat} - PEEP).$$

3.5.9 Echokardiographie

Eine Reihe von Befunden zur Ventrikelgeometrie, die mit Hilfe der Sonomikrometrie erhoben wurden, waren allein mit diesem Verfahren nicht eindeutig zu interpretieren. Aus diesem Grund wurde in einer dritten Versuchsreihe (C) das

---

[35]Mettler PK300, Mettler, Gießen.

[36]Selectronic, Dänemark.

[37]Nuclear Data, Palatine/ILL, USA.

Herz während PEEP-Beatmung mit Hilfe der zweidimensionalen transösophagealen Echokardiographie (2D-TEE) dargestellt. Der verwendete Echokardiographiesystem[38] war mit einer Ösophagussonde[39] ausgerüstet. Um zu verhindern, daß sich die echokardiographische Schnittebene infolge Lageänderungen des Herzens innerhalb des Thorax während PEEP änderte, wurde der Schallkopf über den Ösophagus eingeführt und mit seiner Spitze an der Hinterwand des linken Ventrikels am Perikard befestigt (Abb. 12).

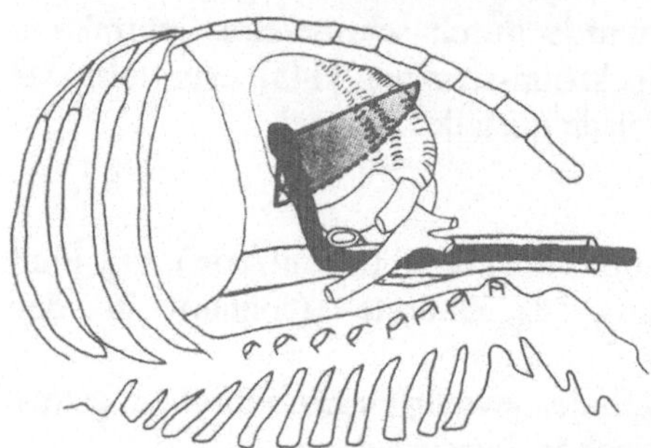

Abb. 12: Lage des Schallkopfes der transösophagealen Sonde an der posterolateralen Wand des LV. Es resultiert eine quere Schnittebene in der kurzen Achse des Herzens (s. Abb. 13)

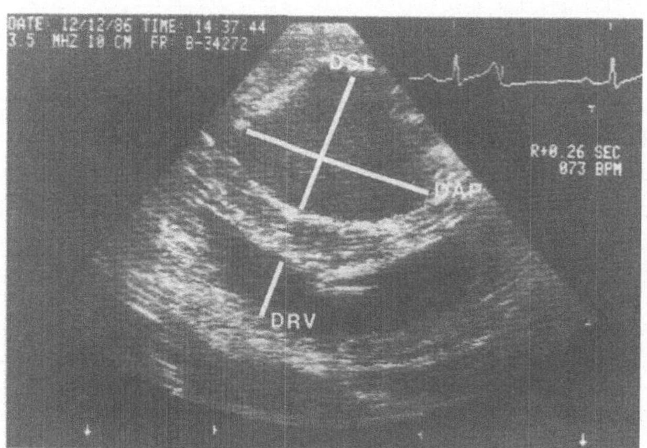

Abb. 13: Echokardiographischer Querschnitt des Herzens (Lage des Schallkopfes s. Abb. 12). Die Querdurchmesser von linkem *(DSL, DAP)* und rechtem Ventrikel *(DRV)*, wie sie in Versuchsreihe C ausgewertet wurden, sind eingezeichnet

---

[38]Phased array ultrasonograph V-3400, Diasonics, Salt Lake City/UT, USA.

[39]Echoscope 3.5 MHz, Diasonics, Salt Lake City/UT, USA.

Dieses Vorgehen erforderte zwar, wie in den vorhergehenden Versuchsreihen, eine rechtsseitige Thorakotomie, jedoch blieben sowohl Perikard als auch Myokard intakt. Auf die Einführung von Ventrikelkathetern wurde in dieser Versuchsreihe verzichtet. Der Atemwegsdruck und das EKG wurden zusammen mit dem Ultraschallbild aufgezeichnet. Damit war eine eindeutige Zuordnung der aufgezeichneten Ventrikelkonfiguration zur aktuellen Atemphase möglich. Die Bestimmung der Ventrikeldimensionen erfolgte mit Hilfe der in das Echokardiographiesystem integrierten Auswerteeinheit in Analogie zu den Versuchsreihen A und B ausschließlich endexspiratorisch. Gemessen wurde die Distanz der Endokardkonturen des LV am Ende der Diastole und am Ende der Systole in septal-lateraler (DSL_{ed}, DSL_{es}) und anterior-posteriorer Richtung (DAP_{ed}, DAP_{es}) und in direkter Fortsetzung der septal-lateralen Schnittlinie der endokardiale Querdurchmesser des RV (DRV_{ed}, DRV_{es}; s. Abb. 13). Darüber hinaus wurden die enddiastolischen (FLV_{ed}, FRV_{es}) und endsystolischen Querschnittsflächen (FLV_{es}, FRV_{es}) beider Ventrikel durch Nachzeichnen der jeweiligen Endokardkonturen gemessen. Daraus ließ sich die fraktionelle Verkleinerung der Ventrikelquerschnittsfläche während der Systole (LVEF bzw. RVEF) berechnen.

3.6 Versuchsprotokolle

Insgesamt wurden 3 Versuchsreihen mit unterschiedlicher Fragestellung und unterschiedlichem Protokoll durchgeführt. Versuchsreihe A behandelte die regionale und globale Kontraktilität des RV, Versuchsreihe B die dynamische Ventrikelgeometrie, während in Versuchsreihe C die Ergebnisse aus Versuchsreihe A und B mit Hilfe der 2D-TEE verifiziert werden sollten.

Bei allen Tieren wurden vor Narkoseeinleitung Hämoglobin, Hämatokrit und Gesamteiweiß bestimmt. Pathologisch niedrige Hkt-Werte (< 33 %) führten in 2 Fällen zum Ausschluß der Tiere aus den Versuchen.

Allen Versuchsgruppen gemeinsam war, daß die Tiere im Anschluß an die in 3.3 beschriebenen operativen Vorbereitungen mit Dextran 60[40] isovolämisch auf einen mittleren Hämatokrit zwischen 27 % und 29 % diluiert wurden. Das Ausmaß der Hämodilution wurde vom Ausgangshämatokrit vor Narkose, dem Körpergewicht und vom aktuellen Hämatokritwert nach Beendigung der operativen Präparation bestimmt. Im Mittel wurden den Tieren 10,8 ±2,9 ml Blut/kg KG entzogen und durch Dextran ersetzt. Das gewonnene Blut wurde mit einer adäquaten Menge ACD-Stabilisator[41] gemischt, bei 37 °C gelagert und diente dem späteren Volumenersatz während PEEP-Beatmung und als Substitution für das bei der Messung des MBF als Referenzprobe entzogene Blut. Nach Beendigung der Hämodilution wurde eine Stabilisierungsphase von 30 min Dauer abgewartet.

---

[40]Macrodex 6%, Schiwa, Glandorf.

[41]enthalten in 500 ml Bioflasche, Biotest-Pharma, Dreieich.

3.6.1 A: Kontraktilität des rechten Ventrikels

Diese Versuchsreihe umfaßte 15 Tiere. An 8 Tieren wurde bei offenem Thorax und offenem Perikard durch permanente Ligatur der RCA eine akute Ischämie der freien Wand des RV induziert. Die Registrierung der hämodynamischen Meßgrößen erfolgte vor (Meßzeitpunkt L 0), 5 min (L 5) und 30 min (L 30) nach Ligatur. Blutproben zur Bestimmung von Hb, Hkt und Blutgasen entnahmen wir zum Zeitpunkt L 0 und L 30. Die Myokarddurchblutung wurde bei 6 Tieren zum Zeitpunkt L 0 und L 30 gemessen. Ein Tier verstarb während des Thoraxverschlusses an Kammerflimmern. An den verbleibenden 14 Tieren wurden die Effekte von PEEP auf die Kontraktilität des RV untersucht. Die Kontrollgruppe (Gruppe I) beinhaltete 7 Tiere mit intaktem RV, Gruppe II 7 Tiere mit ischämischer freier Wand.

Nach Thoraxverschluß und einer 30minütigen Stabilisierungsphase erfolgte die Registrierung der Ausgangswerte (Meßzeitpunkt P 0). Danach wurde der endexspiratorische Druck langsam auf 10 cm H_2O angehoben (P 10). Dabei wurde durch kontinuierliche Zufuhr von Blut der transmurale Füllungsdruck des RV (RAP_{tm}), d. h. die Differenz des Druckes im rechten Vorhof (RAP) und des intrathorakalen Druckes (p_{th}), auf seinem Ausgangsniveau vor PEEP konstant gehalten. Die Beatmung mit PEEP von 10 cm H_2O erfolgte über 20 min; die Meßgrößen wurden zu Beginn, nach 10 min und am Ende dieser Phase registriert. Bei jedem Absinken des transmuralen Füllungsdruckes wurde erneut Volumen infundiert. Danach erfolgt die Steigerung des endexspiratorischen Druckes auf 15 cm H_2O (P 15) und auf 20 cm H_2O (P 20), wobei erneut Blut bis zur Konstanz des RAP_{tm} transfundiert wurde. Stand keine ausreichende Menge an autologem Blut zur Verfügung, um den transmuralen Vorhofdruck konstant zu halten, was bei 20 % aller Versuche der Fall war, wurde zusätzlich 6 % Dextran 60 infundiert. Auch während PEEP von 20 cm H_2O erfolgten Messungen zu Beginn, nach 10 und nach 20 min. Danach wurde der endexspiratorische Druck während 5 - 10 min auf 0 cm H_2O abgesenkt. Die Meßdatenaufnahme nach PEEP (nP) erfolgte erneut 3mal im Abstand von 10 min. Das bis zum Ende der Periode P 20 applizierte Volumen wurde nicht wieder entzogen. Die Bestimmung von Hb, Hkt, Elektrolyten und Blutgasen erfolgte vor PEEP (P 0), am Ende der Beatmungsphase mit PEEP 20 (P 20) und am Ende des Versuchs (nP).

3.6.2 B: Dynamische Ventrikelgeometrie

Diese Versuchsreihe umfaßte insgesamt 22 Tiere. 12 davon wurden mit intaktem RV, 10 nach RCA-Ligatur untersucht. Bei 7 Tieren der Gruppe mit intakter RCA und bei 5 Tieren der Gruppe mit ligierter RCA wurde das Perikard verschlossen. Daraus resultierten folgende Besetzung der Gruppen:

Tabelle 1: Versuchsgruppen der Versuchsreihe B

Gruppe	Anzahl der Tiere	RCA	Perikard
I	5	intakt	offen
II	7	intakt	geschlossen
III	5	ligiert	offen
IV	5	ligiert	geschlossen

Nach dem Verschluß des Thorax wurden die Tiere der Versuchsreihe B dem gleichen Versuchsprotokoll wie unter 3.6.1 beschrieben unterzogen.

3.6.3 C: Echokardiographie

Da in dieser Versuchsreihe keine intrathorakalen Drücke gemessen wurden, war die Bestimmung der transmuralen Füllungsdrücke nicht möglich. Deshalb wurde den 5 Tieren entsprechend ihrem Körpergewicht eine aus den Transfusionsvolumina der vorhergehenden 37 Versuche abgeleitete Menge Blut bei jeder PEEP-Stufe transfundiert (P 10: 8 ml/kg KG; P 15: 10 ml/kg KG; P 20: 15 ml/kg KG). Ansonsten entsprach das Versuchsprotokoll dem der Versuchsreihen A und B. Ausgewertet wurden ausschließlich endexspiratorische Ventrikeldimensionen.

3.7 Statistische Analyse

Die Analyse der Daten erfolgte mit den Programmen BMDP[42] Version 5.0 A[43] auf einem PDP11/24-Rechner[44] sowie den Programmen SPSS/PC+ bzw. SPSS/PC+ Advanced Statistics[45] auf einem Personalcomputer[46].

Alle Ergebnisse sind als Mittelwerte ± 1 Standardabweichung angegeben. Folgende statistische Verfahren wurden angewandt:

die einfache Varianzanalyse (ANOVA) in Verbindung mit Duncan-Test für multiple Vergleiche, die multifaktorielle univariate Varianzanalyse für wiederholte Messungen (rm-ANOVA), der t-Test für verbundene und unverbundene Stichproben, die Bestimmung orthogonaler Kontraste mit Hilfe der t-Statistik sowie die einfache und multiple lineare Regressionsanalyse nach der Methode der kleinsten Quadrate [16, 131, 314].

---

[42]BMDP Statistical Software, Los Angeles, CA, USA.

[43]Software Development, Bellevue, WA, USA.

[44]DEC, Maynard, MA, USA.

[45]Version 1.0 (1986), SPSS, Chicago, ILL, USA.

[46]Multitronic XT, Schmitt Computersysteme, München.

Nachdem mit der rm-ANOVA gezeigt worden war, daß sich die Werte der jeweils 3 Messungen während PEEP von 10 cm H_2O bzw. während PEEP von 20 cm H_2O nicht statistisch signifikant unterschieden, wurden auf dem jeweiligen PEEP-Niveau die Mittelwerte der 3 Messungen als "PEEP 10" bzw. als "PEEP 20" in die weitere Analyse übernommen. Als Meßzeitpunkt "nach PEEP" wurde der Meßwert 20 min nach Rückkehr zum endexspiratorischen Druck von 0 cm H_2O festgelegt.

Die Normalverteilung aller zu analysierender Variablen wurde mit Hilfe von Normalverteilungsplots oder mit dem W-Test nach Shapiro u. Wilk geprüft (α = 10 %). Nicht normalverteilte Daten wurden vor der statistischen Analyse adäquat transformiert. Die Gleichheit der Varianzen wurde nach Levene abgeschätzt (α = 5 %) und danach der t-Test mit getrennten oder gepoolten Varianzen errechnet. Wenn nichts anderes angegeben ist, erfolgte die Fragestellung zweiseitig. Bei Durchführung multipler Tests an derselben Stichprobe wurde die Irrtumswahrscheinlichkeit (p) nach Bonferroni (p_b) korrigiert. Vor Durchführung der ANOVA wurde die Homogenität der Varianzen mit Hilfe des Bartlett-Box-F-Tests (α = 5 %) überprüft. Bei Signifikanz der ANOVA ($p < 0,05$) wurden Vergleiche zwischen den Gruppen mit dem Test nach Duncan und zuvor definierte lineare Kontraste von Gruppenkombinationen (intakte vs. ligierte RCA, offenes vs. geschlossenes Perikard) mit der t-Statistik geprüft.

Je nach Fragestellung der Versuchsreihe erfolgte die rm-ANOVA als 1-, 2- oder 3faktorielle Analyse. Unverbundene Faktoren waren der Zustand der RCA in 2 Stufen (RCA intakt, ligiert) und der des Perikards in 2 Stufen (Perikard offen, geschlossen). Den verbundenen Faktor stellte das PEEP-Niveau in vier Stufen (PEEP 0, PEEP 10, PEEP 15 und PEEP 20) dar. Die Symmetrie der Kovarianzmatrix transformierter Variablen wurde mit dem M-Test nach Box (α = 5 %) auf Gleichheit der Varianzen über alle Stufen des unverbundenen Faktors und mit dem Test nach Mauchly auf Sphärizität der Matrix verbundener Faktoren geprüft. Bei einer Verletzung der Annahme der Sphärizität ($p < 0,05$) wurde für die Effekte verbundener Faktoren nach Huynh-Feldt korrigiert und die Irrtumswahrscheinlichkeit als p_{hf} angegeben. Bei einem signifikanten Effekt ($p < 0,05$) des verbundenen Faktors (PEEP) in der rm-ANOVA wurde nach orthogonalen Kontrasten für diesen Faktor nach umgekehrter Helmert-Transformation mit der t-Statistik gesucht. Dieses Verfahren vergleicht die Mittelwerte einer Stufe jeweils zum Mittelwert aller vorhergehenden Ausprägungen des Faktors. Damit wurden Informationen darüber gewonnen, bei welchem PEEP-Niveau sich die Werte einer Variablen zum ersten Mal statistisch signifikant von den Vorwerten unterschieden und ob sie sich in weiterem Verlauf erneut änderten.

Bei einer signifikanten Interaktion ($p < 0,05$) eines unverbundenen (RCA, Perikard) mit dem verbundenen Faktor (PEEP) wurden Vergleiche zwischen den Gruppen unterschiedlicher Ausprägung der unverbundenen Faktoren (RCA intakt vs. ligiert, Perikard offen vs. geschlossen) mit Hilfe der t-Statistik durchgeführt. Der Meßzeitpunkt "nach PEEP" (nP) wurde, mit Ausnahme der Prüfung der Kontrollvariablen, nicht in die Varianzanalyse mit einbezogen. Seine Werte wurden mit dem t-Test für verbundene Stichproben mit dem Ausgangswert P 0 verglichen.

3.7.1 Hypothesen

Entsprechend den verschiedenen Fragestellungen in den einzelnen Versuchsreihen wurden unterschiedliche Nullhypothesen (H_0) formuliert und adäquate statistische Tests (T) angewandt.

3.7.1.1 Versuchsreihe A: Effekte der RCA-Ligatur

Die Kontrollvariablen (Hb, Hkt, pO_2, pCO_2 und pH) vor (L 0) und 30 min nach RCA-Ligatur (L 30) unterscheiden sich nicht:

(1) $\qquad H_0^{0,30}$: L 0 = L 30;

$\qquad$ T: t-Test (verbunden).

Die regionale Myokarddurchblutung 30 min nach RCA-Ligatur (L 30) ist gegenüber dem Ausgangswert (L 0) nicht vermindert:

(2) $\qquad H_0^{0,30}$: L 0 = L 30

$\qquad$ T: t-Test (verbunden, einseitige Fragestellung,

$\qquad$ Bonferroni-Korrektur auf α = 5) %.

Die Hämodynamik und die Parameter der Kontraktilität vor (L 0), 5 (L 5) und 30 min nach Ligatur der RCA (L 30) unterscheiden sich nicht:

(3) $\qquad H_0^{0,5,30}$: L 0 = L 5 = L 30

$\qquad$ T: 1-faktorielle rm-ANOVA; verbundener Faktor = Zeit,

$\qquad$ Stufen = 0, 5 und 30.

$\qquad$ Wenn indiziert: t-Test für die Paardifferenzen L 0 vs. L 5,

$\qquad$ L 5 vs. L 30.

3.7.1.2 Versuchsreihe A: Effekte von PEEP

Die Gruppen mit intakter (I) und ligierter RCA (II) unterscheiden sich nicht bezüglich ihrer Gruppenvariablen Körpergewicht, Hb, Hkt, Hämodilutions- und Transfusionsvolumen:

(4) $\qquad H_0^{I,II}$: RCA intakt = RCA ligiert;

$\qquad$ T: ANOVA

Die Werte einzelner Kontrollvariablen (Hb, Hkt, Na^+, K^+, pO_2, pCO_2, pH) vor PEEP (P 0), während PEEP von 20 cm H_2O (P 20) und nach PEEP (nP) der Gruppen I und II unterscheiden sich nicht:

(5) $\qquad H_0^{I,II}$: RCA intakt = RCA ligiert;

(6) $\qquad H_0^{0,20,nP}$: P 0 = P 20 = nP;

$\qquad$ T: 2-faktorielle rm-ANOVA;

$\qquad$ unverbundener Faktor = RCA, Stufen = intakt, ligiert;

$$\text{verbundener Faktor} = \text{PEEP, Stufen} = 0, 20, nP.$$

Wenn indiziert: t-Test (verbunden) P 0 vs. P 20, P 0 vs. nP.

Die Parameter der Hämodynamik und der Kontraktilität der Gruppen I und II unterscheiden sich nicht und werden durch PEEP, unabhängig vom Zustand der RCA, nicht beeinflußt:

(7) $H_0^{I,II}$: RCA intakt = RCA ligiert;

(8) H_0^{PEEP}: P 0 = P 10 = P 15 = P 20

(9) $H_0^{RCA*PEEP}$: keine Interaktion der Faktoren RCA und PEEP;

 T: 2faktorielle rm-ANOVA;

 unverbundener Faktor = RCA, Stufen = intakt, ligiert;

 verbundener Faktor = PEEP, Stufen = 0, 10, 15, 20.

 Bei signifikantem Effekt ($p < 0,05$) des Faktors PEEP:

(10) H_0^{P10}: P 10 = P 0

(11) H_0^{P15}: P 15 = Mittelwert P 0 + P 10

(12) H_0^{P20}: P 20 = Mittelwert P 0 + P 10 + P 15;

 T: t-Statistik zur Prüfung orthogonaler Kontraste

 nach reverser Helmert-Transformation.

 Bei signifikantem Effekt ($p < 0,05$) des Faktors RCA:

(13) $H_0^{I,II}$: RCA intakt = RCA ligiert für alle Stufen von PEEP;

 T: t-Test (unverbunden) für die Meßzeitpunkte P 0, P 10,

 P 15, P 20 und nP.

Die Werte der Parameter vor (P 0) und nach PEEP (nP) unterscheiden sich nicht:

(14) $H_0^{0,nP}$: P 0 = nP

 T: t-Test (verbunden)

3.7.1.3 Versuchsreihe B: Ventrikelgeometrie

Die 4 Gruppen (I - IV; Tabelle 1) unterscheiden sich nicht bezüglich der Gruppenvariablen Körpergewicht, Hb, Hkt und Hämodilutionsvolumen:

(15) $H_0^{I,II,III,IV}$: I = II = III = IV;

 T: ANOVA; falls indiziert: Duncan-Test.

Die Werte einzelner Kontrollvariablen (Hb, Hkt, Na^+, K^+, pO_2, pCO_2, pH) der 4 Gruppen (I - IV) vor PEEP (P 0), während PEEP von 20 cm H_2O (P 20) und nach PEEP (nP) unterscheiden sich nicht:

(16) $H_0^{I,II,III,IV}$: I = II = III = IV;

(17) $H_0^{0,20,nP}$: P 0 = P 20 = nP;

 T: 2faktorielle rm-ANOVA;

 unverbundener Faktor = Gruppe, Stufen = I, II, III, IV;

 verbundener Faktor = PEEP, Stufen = 0, 20, nP.

 Bei signifikantem Effekt ($p < 0,05$) des Faktors PEEP:

(18) $H_0^{0,20}$: P 0 = P 20;

(19) $H_0^{0,nP}$: P 0 = nP;

T: t-Test (verbunden).
Bei signifikantem Effekt ($p < 0,05$) des Faktors Gruppe:
T: Duncan-Test

Die Parameter der Hämodynamik und die Ventrikeldimensionen der Gruppen mit intakter (I, II) und ligierter RCA (III, IV), bzw. offenem (I, III) und geschlossenem Perikard (II, IV) unterscheiden sich nicht und werden durch PEEP nicht verändert; der Effekt vom PEEP ist unabhängig vom Zustand der RCA und des Perikards. Alle Veränderungen sind nach PEEP reversibel:

(20) H_0^{RCA}: RCA intakt = RCA ligiert;

(21) H_0^{PERI}: Perikard offen = Perikard geschlossen;

(22) H_0^{PEEP}: P 0 = P 10 = P 15 = P 20;

(23) $H_0^{RCA*PEEP}$: keine Interaktion der Faktoren RCA und PEEP;

(24) $H_0^{PERI*PEEP}$: keine Interaktion der Faktoren Perikard
und PEEP;

T: 3faktorielle rm-ANOVA;

1. unverbundener Faktor = RCA, Stufen = intakt, ligiert;

2. unverbundener. Faktor = Perikard, Stufen = offen, geschlossen.

verbundener Faktor = PEEP, Stufen = 0, 10, 15, 20.

Bei signifikantem Effekt ($p < 0,05$) des Faktors PEEP:

(25) H_0^{P10}: P 10 = P 0;

(26) H_0^{P15}: P 15 = Mittelwert P 0 + P 10;

(27) H_0^{P20}: P 20 = Mittelwert P 0 + P 10 + P 15;

T: t-Statistik zur Prüfung orthogonaler Kontraste
nach reverser Helmert-Transformation.

Bei signifikantem Effekt ($p < 0,05$) des Faktors RCA:

(28) H_0^{RCA}: Mittelwert I + II = Mittelwert III + IV;

T: lineare Kontraste (t-Statistik) für die Meßzeitpunkte P 0, P 10, P 15, P 20 und nP;

Bei signifikantem Effekt ($p < 0,05$) des Faktors Perikard:

(29) H_0^{PERI}: Mittelwert I + III = Mittelwert II + IV;

T: lineare Kontraste (t-Statistik) für 0, 10, 15, 20 und nP;

(30) $H_0^{0,nP}$: P 0 = nP;

T: t-Test (verbunden)

3.7.1.4 Versuchsreihe C: Echokardiographie

Die Ventrikeldimensionen werden durch PEEP nicht verändert.

(31) H_0^{PEEP}: P 0 = P 10 = P 15 = P 20

Bei signifikantem Effekt ($p < 0,05$) des Faktors PEEP:

(32) H_0^{P10}: P 10 = P 0;

(33) H_0^{P15}: P 15 = Mittelwert P 0 + P 10;

(34) H_0^{P20}: P 20 = Mittelwert P 0 + P 10 + P 15;

T: t-Statistik zur Prüfung orthogonaler Kontraste
nach reverser Helmert-Transformation.

4 Ergebnisse

4.1 Versuchsreihe A: Rechtsventrikuläre Kontraktilität

Vor Beginn der Messungen wurden bei den Tieren dieses Kollektivs (20-40 kg KG) jeweils 150 - 400 ml (9,6 ±3,2 ml/kg KG) Blut durch Dextran 60 ersetzt. Die Folge war eine Abnahme des ämatokrits von 40 ±3% vor Narkose auf 28 ±3 % vor PEEP-Beatmung. Körpergewicht, Hb und Hkt vor Narkose und das Hämodilutionsvolumen der Tiere mit intakter (Gruppe I) und ligierter RCA (Gruppe II) unterschieden sich nicht (Tabelle 2).

Tabelle 2: Gruppenvariablen der Tiere mit intaktem (Gruppe I, n = 7) und ischämischem rechtem Ventrikel (Gruppe II, n = 7)

	Gruppe		
Körpergewicht	I	25,1	±3,6
[kg]	II	30,7	±6,6
Hb vor Narkose	I	13,7	±1,5
[g/dl]	II	13,3	±0,9
Hkt vor Narkose	I	41	±4
[%]	II	40	±2
Hämodilutions-volumen [ml]	I	150	- 400
	II	200	- 400
Hämodilutions volumen [ml/kg]	I	10,7	±4,3
	II	8,6	±1,1

4.1.1 Akute Effekte der RCA-Ligatur

4.1.1.1 Myokarddurchblutung und Kontrollvariablen

Tabelle 3 zeigt die Myokarddurchblutung (MBF) in den 8 Regionen der freien Wand (FW) des RV, im interventrikulären Septum (IVS), im linken Ventrikel (LV) und in den Vorhöfen vor und 30 min nach permanenter Ligatur der RCA.

Tabelle 3: Regionale Myokarddurchblutung (MBF in ml/min pro g Gewebe) vor und 30 min nach Ligatur der rechten Koronararterie (n = 6). Einteilung der freien Wand des RV in Regionen s. Abb. 11 (Methodik 3.5.7)

Region		Meßzeitpunkte	
		vor Ligatur	30 min nach Ligatur
Rechter Ventrikel			
Einfluß-	1	0,81 ±0,14	0,28 ±0,13[*]
bahn	2	0,82 ±0,07	0,47 ±0,16[*]
	3	0,58 ±0,08	0,11 ±0,03[**]
	4	0,88 ±0,21	0,28 ±0,11[*]
Ausfluß-	5	0,69 ±0,09	0,29 ±0,11[*]
bahn	6	0,99 ±0,18	0,47 ±0,17[*]
	7	0,93 ±0,15	0,66 ±0,18
	8	1,01 ±0,19	0,75 ±0,25
Rechter Vorhof		0,87 ±0,12	0,38 ±0,11[*]
Linker Vorhof		0,89 ±0,19	0,58 ±0,14
Septum		1,38 ±0,16	1,10 ±0,17
Linker Ventrikel		1,46 ±0,16	1,17 ±0,13

[*] $H_0^{0,30}$: $p_b < ,05$ [**] $H_0^{0,30}$: $p_b < ,01$

Die Ausgangswerte der Durchblutung im Myokard der Ausflußbahn des RV lagen in den Regionen 6, 7 und 8 im Mittel um 25 % über dem MBF der Einflußbahn. Die Ligatur der RCA bewirkte eine ausgeprägte Minderperfusion im Bereich der gesamten Einflußbahn, in den Regionen 5 und 6 der Ausflußbahn sowie im rechten Vorhof, während die Durchblutung der Konusregion nichtsignifikant abnahm. Endo- und epikardiale Myokardschichten der FW waren von der Perfusionsminderung gleichermaßen betroffen. Die Durchblutungsminderung im LV und im IVS war statistisch nichtsignifikant und entsprach in ihrer Größenordnung der Abnahme des HZV. Die regionale Verteilung der Myokarddurchblutung in IVS und LV war nach RCA-Ligatur unverändert. Somit ist das vorliegende Modell durch eine selektive myokardiale Minderperfusion der FW vorwiegend im Bereich der Einflußbahn des RV und des rechten Vorhofs um 43 - 81 % gekennzeichnet.

Hb, Hkt und Blutgaswerte änderten sich während der Phase der RCA-Ligatur nicht (Tabelle 4).

Tabelle 4: Kontrollvariablen vor und 30 min nach Ligatur der rechten Koronararterie (n = 8)

		Meßzeitpunkte	
		vor	30 min nach Ligatur
Hb	[g/dl]	9,4 ±0,9	9,5 ±1,0
Hkt	[%]	29 ±3	30 ±3
p_aO_2	[mm Hg]	107 ±9	106 ±8
p_aCO_2	[mm Hg]	40 ±3	39 ±3
pH		7,37 ±0,03	7,40 ±0,04

4.1.1.2 Hämodynamik

Die Auswirkungen der myokardialen Minderperfusion der FW auf die Hämodynamik zeigt Tabelle 5.

Tabelle 5: Effekte der RCA-Ligatur auf die Parameter der Gesamthämodynamik. L 0 = vor, L 5 = 5 min nach, L 30 = 30 min nach RCA-Ligatur (n = 8)

		Meßzeitpunkte		
		L 0	L 5	L 30
HF	[1/min]	132 ±22	136 ±2	133 ±20
MAP	[mm Hg]	109 ±13	104 ±9	104 ±8
RVP	[mm Hg]	23,7 ±5,6	22,2 ±4,5	22,7 ±4,5
RVEDP*	[mm Hg]	3,2 ±1,9	4,6 ±1,7	4,8 ±1,5
RAP**	[mm Hg]	3,1 ±2,3	3,9 ±2,2	4,1 ±2,4
HI***	[l/min]	3,0 ±0,5	2,6 ±0,4	2,5 ±0,3
SVI****	[ml]	23 ±4	19 ±3	19 ±3

* $H_0^{0,5,30}$: $p_{hf} < ,05$; $H_0^{0,5}$: $p < ,05$

** $H_0^{0,5,30}$: $p < ,001$; $H_0^{0,5}$: $p < ,01$

*** $H_0^{0,5,30}$: $p < ,001$; $H_0^{0,5}$: $p < ,01$

**** $H_0^{0,5,30}$: $p < ,01$; $H_0^{0,5}$: $p < ,01$

Herzfrequenz (HF), mittlerer Aortendruck (MAP) und systolischer Druck im RV (RVP) änderten sich nicht. Der enddiastolische Druck im RV (RVEDP) und der rechte Vorhofdruck (RAP) waren bereits 5 min nach RCA-Verschluß um

44 % bzw. 26 % gegenüber den Werten zum Zeitpunkt L 0 erhöht und blieben bis 30 min nach Ligatur auf diesem Niveau. Trotz des gestiegenen rechtsventrikulären Füllungsdruckes fielen Herzindex (HI) und Schlagvolumenindex (SVI) um 13 % bzw. 17 % ab.

4.1.1.3 Regionales Kontraktionsverhalten und globale Kontraktilität des rechten Ventrikels

Die Länge des Muskelsegments der FW nahm nach Ligatur der RCA zu (Tabelle 6).

Tabelle 6: Regionales Kontraktionsverhalten der freien Wand und Parameter der globalen Kontraktilität des RV vor (L 0), 5 min nach (L 5) und 30 min nach Ligatur (L 30) der RCA (n = 8)

		Meßzeitpunkte		
		L 0	L 5	L 30
L_{ed} [*]	[mm]	13,5 ±4,9	14,0 ±4,4	14,1 ±5,1
L_{es} [**]	[mm]	11,6 ±4,1	12,9 ±4,7	13,1 ±4,8
L_{max} [***]	[mm]	13,6 ±5,0	14,3 ±5,2	14,5 ±5,3
L_{min} [****]	[mm]	11,2 ±3,9	12,5 ±4,4	12,9 ±4,7
$\%SL_{FW}$ [*****]		0,8 ±1,1	2,1 ±2,0	2,8 ±2,7
$\%PV_{FW}$ [******]		3,1 ±2,8	2,9 ±3,1	1,6 ±2,1

[*] $H_0^{0,5,30}$: $p_{hf} < ,01$; $H_0^{0,5}$: $p < ,05$

[**] $H_0^{0,5,30}$: $p_{hf} < ,01$; $H_0^{0,5}$: $p < ,05$

[***] $H_0^{0,5,30}$: $p_{hf} < ,001$; $H_0^{0,5}$: $p < ,01$

[****] $H_0^{0,5,30}$: $p_{hf} < ,01$; $H_0^{0,5}$: $p < ,01$; $H_0^{5,30}$: $p < ,05$

[*****] $H_0^{0,5,30}$: $p_{hf} < ,05$; $H_0^{0,5}$: $p < ,05$

[******] $H_0^{0,5,30}$: $p < ,05$; $H_0^{5,30}$: $p < ,05$

Die Zunahme der endsystolischen (L_{es}) und minimalen Segmentlänge (L_{min}) um 13 % bzw. 15 % war dabei deutlich ausgeprägter, als die der enddiastolischen (L_{ed}) und maximalen Segmentlänge (L_{max}) mit 4 % bzw. 7 %. Dies bedeutet, daß die Ischämie eine Dilatation der FW überwiegend auf Kosten der systolischen Verkürzung der FW bewirkt.

Das quantitativ unterschiedliche Verhalten von L_{max} (Längenzunahme +5,1 %) und L_{ed} (Längenzunahme +3,7 %) führte bereits 5 min nach Induktion der Minderperfusion zu einem charakteristischen Kontraktionsmuster ischämischer Myokardregionen, nämlich zu einer abnormen Segmentlängenzunahme ($\%SL_{FW}$) in der frühen Systole. Die Vergrößerung von L_{min} zwischen der 5. und 30. Minute nach Ligatur stand im Gegensatz zum Verhalten der endsystolischen Segmentlänge (L_{es}), die nach initialer Dilatation konstant blieb. Daraus resultiert eine Abnahme der postsystolischen Verkürzung ($\%PV_{FW}$) - ein charakteristisches Kontraktionsmuster der Einflußbahn bei intakter FW - 30 min nach Ligatur um 50 % (Tabelle 6).

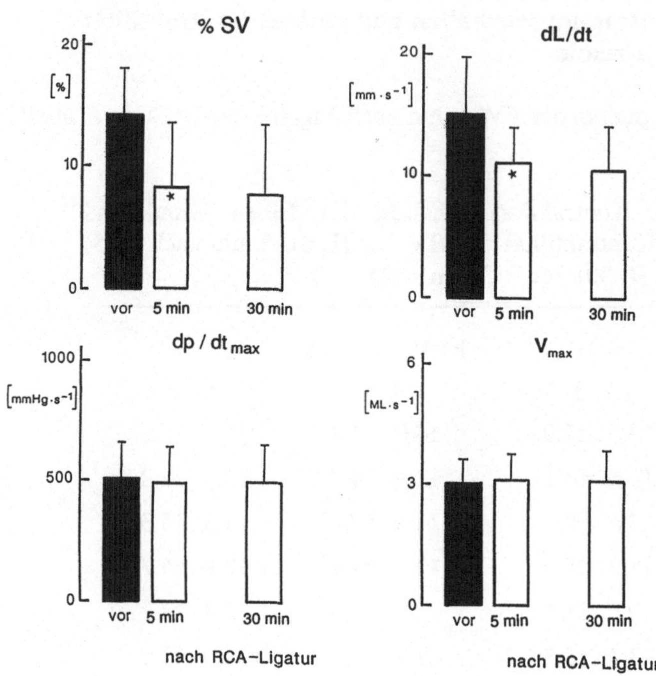

Abb. 14: Auswirkungen der RCA-Ligatur auf die lokale Kontraktilität der freien Wand (*%SV* prozentuale systolische Verkürzung, *dL/dt* Verkürzungsgeschwindigkeit des Muskelsegments) und die Parameter der globalen Kontraktilität des RV (dp/dt_{max} maximale Druckanstiegsgeschwindigkeit, V_{max} lastfreie Verkürzungsgeschwindigkeit kontraktiler Elemente). Trotz verschlechterter lokaler Kontraktilität der FW ändert sich die globale Kontraktilität des RV nicht (n = 8, * p<0,05 im Vergleich zum Wert vor RCA-Ligatur)

Beide Parameter der *lokalen* Kontraktilität der freien Wand, die Geschwindigkeit (dL/dt: -24 %) und das Ausmaß der systolischen Verkürzung ($\%SV_{FW}$: -41 %) des Muskelsegments verschlechterten sich unmittelbar nach RCA-Ligatur und verblieben auf diesem Niveau. Die Parameter der *globalen* Kontraktilität des RV (dp/dt_{max}, V_{max}) änderten sich dagegen nicht (Abb. 14). Somit bewirkt die Ischämie des RV neben einer Dilatation seiner FW auch eine Störung des regionalen Kontraktionsmusters, ohne daß dies in den Parametern der globalen Kontraktilität des RV zum Ausdruck kommt.

4.1.2 Wirkung von PEEP auf die Funktion des rechten Ventrikels

4.1.2.1 Gesamthämodynamik

Tabelle 7 zeigt die Parameter der Gesamthämodynamik vor, während und nach PEEP-Beatmung bei intakter (Gruppe I) und ischämischer FW (Gruppe II) des RV.

Tabelle 7: Parameter der Gesamthämodynamik und intrathorakale Drücke während PEEP bei intakter freier Wand (Gruppe I, n = 7) und bei ischämischem rechtem Ventrikel (Gruppe II, n = 7)

Gruppe		Meßzeitpunkte				
		PEEP 0	PEEP 10	PEEP 15	PEEP 20	nach PEEP
HF	I	118 ±22	123 ±19	124 ±19	127 ±17	116 ±16
[1/min]	II	127 ±20	128 ±19	129 ±21	132 ±21	121 ±16
MAP*	I	91 ±7	86 ±6	82 ±13	83 ±9	105 ±8
[mm Hg]	II	97 ±6	93 ±6	91 ±8	95 ±6	104 ±4
HI**	I	3,2 ±0,5	3,1 ±0,6	3,0 ±0,6	2,9 ±0,5	3,5 ±0,5
[l/min]	II	2,7 ±0,5	2,4 ±0,4	2,3 ±0,4	2,2 ±0,4	2,9 ±0,4
SVI***	I	27 ±4	25 ±3	24 ±4	23 ±4	30 ±5
[ml]	II	21 ±2	19 ±2	18 ±2	17 ±2	24 ±5
TPR	I	2015 ±547	1914 ±567	1863 ±612	1898 ±492	2135 ±609
[dyn·s·cm^{-5}]	II	2298 ±865	2292 ±756	2324 ±712	2441 ±757	2194 ±688
p_{th}****	I	-0,6 ±1,8	1,7 ±2,1	3,2 ±2,1	4,7 ±1,8	-0,1 ±1,5
[mm Hg]	II	-0,6 ±1,2	1,6 ±1,3	3,3 ±2,5	5,6 ±1,7	-0,3 ±1,0

* $H_0^{I,II}$: p<,05 (p<,05 für P 10,P 20);
      H_0^{PEEP}: p<,05 ($H_0^{P\,10}$: p<,01, $H_0^{P\,15}$: p<,05; $H_0^{0,nP}$: p<,001

** $H_0^{I,II}$: p<,05 (p<,05 für P 10,P 15,P 20,nP);
      H_0^{PEEP}: p_{hf}<,001 ($H_0^{P\,10}$: p<,05, $H_0^{P\,15}$,$H_0^{P\,20}$: p<,001); $H_0^{0,nP}$: p<,001

*** $H_0^{I,II}$: p<,01 (p<,01 für P 0,P 10,P 15,P 20, p<,05 für nP);
      H_0^{PEEP}: p<,001 ($H_0^{P\,10}$: p<,01; $H_0^{P\,15}$,$H_0^{P\,20}$: p<,001; $H_0^{0,nP}$: p<,001

**** H_0^{PEEP}: p_{hf}<,001 ($H_0^{P\,10}$,$H_0^{P\,15}$,$H_0^{P\,20}$: p<,001)

Die HF der Tiere beider Gruppen unterschied sich nicht und erfuhr auch durch PEEP keine Änderung, während der MAP im Mittel beider Gruppen von 94 ±7 mm Hg vor PEEP, über 89 ±7 mm Hg während PEEP 10 auf 86 ±11 mm Hg während PEEP 15 abfiel. Eine Steigerung des endexspiratorischen Druckes auf 20 cm H_2O hatte kein weiteres Absinken des MAP mehr zur Folge. Der MAP in der Gruppe mit minderperfundiertem RV war dabei während PEEP 10 und 20 um 7 bzw. 12 mm Hg höher als in der Kontrollgruppe. Nach PEEP-

Beatmung nahm der MAP, verglichen mit dem Ausgangswert, auf 104 ±6 mm Hg zu.

Der HI fiel im Mittel beider Gruppen von 2,9 ±0,6 l/min vor PEEP mit jeder Erhöhung des endexspiratorischen Druckes stufenweise bis auf 2,5 ±0,6 l/min bei PEEP 20, der SVI von 24 ±5 ml (PEEP 0) auf 20 ±4 ml (PEEP 20) ab. Der HI der Tiere mit ischämischem RV war dabei während allen PEEP-Stufen und nach PEEP niedriger als der HI der Kontrollgruppe. Auch der SVI der Gruppe II lag während des gesamten Verlaufes unter dem der Gruppe I. Obwohl sich HI bzw. SVI der Versuchsgruppen unterschieden, bestand bei beiden Größen keine signifikante Interaktion der Faktoren RCA und PEEP (Tabelle 7). Dies bedeutet, daß die Ligatur der RCA zwar eine Verringerung von HI und SVI zur Folge hat, daß aber die durch PEEP induzierte Abnahme von HI und SVI unabhängig vom Zustand der RCA ist. Nach PEEP waren HI (3,2 ±0,6 l/min) und SVI (27 ±5 ml) verglichen mit den Ausgangswerten vor PEEP, erhöht.

Der systemische Gefäßwiderstand (TPR) beider Gruppen änderte sich während PEEP-Beatmung nicht. Der intrathorakale Druck (p_{th}), der ohne PEEP negative Werte (-0,6 ±1,5 mm Hg) aufwies, nahm mit jeder Erhöhung des endexspiratorischen Druckes bis auf 5,1 ±1,7 mm Hg während der höchsten PEEP-Stufe zu (Tabelle 7).

4.1.2.2 Rechtsventrikuläre Hämodynamik

Die Parameter der rechtsventrikulären Hämodynamik sind in Tabelle 8 aufgeführt. Während der gegen Atmosphärendruck gemessene rechte Vorhofdruck (RAP) erwartungsgemäß von 4,7 ±1,9 mm Hg vor PEEP mit stufenweiser Erhöhung des endexspiratorischen Druckes bis auf 11,5 ±4,1 mmHg bei PEEP 20 anstieg, blieb der transmurale Druck im rechten Vorhof (RAP_{tm}) infolge des Volumenersatzes während PEEP - dem Versuchsprotokoll entsprechend - konstant. Das Verhalten von RAP bzw. RAP_{tm} beider Gruppen unterschied sich nicht.

Wie zu erwarten, nahmen infolge der intrathorakalen Druckerhöhung der systolische Druck im RV (RVP) und der pulmonalarterielle Mitteldruck (PAP) gegen Atmosphäre gemessen während PEEP zu (Tabelle 8). Die intraventrikuläre Druckzunahme überstieg jedoch die des p_{th}, so daß auch der transmurale systolische Druck im RV (RVP_{tm}) von 20,7 ±2,8 mm Hg stufenweise bis auf 26,8 ±5,2 mm Hg während PEEP 20 anstieg. Analog zum höheren MAP in der Gruppe mit ligierter RCA (II) war bei PEEP 20 auch der RVP_{tm} gegenüber der Vergleichsgruppe erhöht (29,1 ±5,3 vs. 24,5 ±1,9 mm Hg) (Tabelle 8).

PEEP bewirkte in beiden Gruppen eine stufenweise Zunahme des PAP_{tm}; letzterer überschritt bei PEEP 20 den Ausgangswert um 55 %. PAP und PAP_{tm} blieben auch 20 min nach PEEP-Beatmung gegenüber dem Ausgangswert erhöht (Tabelle 9). Mit jeder Erhöhung des endexspiratorischen Druckes nahmen der rechtsventrikuläre Schlagarbeitsindex (RVSWI) und der Arbeitsindex des rechten Herzens (RCWI) zu; die Gruppe mit ischämischem RV unterschied sich dabei nicht von der Kontrollgruppe. Beide Parameter der Herzarbeit blieben auch nach PEEP gegenüber dem Ausgangswert erhöht.

Tabelle 8: Rechtsventrikuläre Hämodynamik während PEEP bei intakter freier Wand (Gruppe I, n = 7) und ischämischem rechtem Ventrikel (Gruppe II, n = 7)

Gruppe		Meßzeitpunkte				
		PEEP 0	PEEP 10	PEEP 15	PEEP 20	nach PEEP
RAP*	I	4,3 ±1,8	7,4 ±2,1	8,6 ±2,3	10,1 ±2,2	4,6 ±2,0
[mm Hg]	II	5,0 ±2,0	7,5 ±2,7	9,5 ±4,1	12,8 ±5,3	7,2 ±3,8
RAP_{tm}	I	4,9 ±0,5	5,6 ±1,0	5,4 ±0,9	5,2 ±0,7	4,7 ±1,2
[mm Hg]	II	5,6 ±1,9	5,9 ±2,2	6,1 ±2,7	7,2 ±4,1	7,4 ±3,6
RVEDP**	I	4,5 ±1,9	7,0 ±1,7	8,9 ±2,1	9,6 ±1,4	5,0 ±2,4
[mm Hg]	II	6,2 ±2,5	8,6 ±2,8	11,3 ±3,5	12,4 ±3,4	8,7 ±3,5
$RVEDP_{tm}$	I	5,1 ±2,6	5,2 ±2,5	5,6 ±3,7	4,7 ±2,9	5,2 ±3,0
[mm Hg]	II	6,8 ±2,1	7,0 ±3,0	8,0 ±3,6	6,8 ±3,6	8,7 ±3,5
RVP***	I	19,9 ±1,2	23,2 ±0,9	26,8 ±2,5	29,4 ±3,0	21,5 ±4,0
[mm Hg]	II	20,3 ±3,6	26,8 ±4,8	30,1 ±5,0	34,7 ±4,0	22,6 ±3,9
RVP_{tm}****	I	20,5 ±1,8	21,5 ±1,8	23,6 ±3,6	24,5 ±4,2	21,7 ±4,8
[mm Hg]	II	20,9 ±3,7	25,1 ±5,6	26,8 ±6,3	29,1 ±5,3	22,9 ±4,6

* H_0^{PEEP}: $p_{hf} < ,001$ ($H_0^{P\,10}, H_0^{P\,15}:, H_0^{P\,20}$: $p < ,001$)

** H_0^{PEEP}: $p < ,001$ ($H_0^{P\,10}, H_0^{P\,15}, H_0^{P\,20}$: $p < ,001$)

*** H_0^{PEEP}: $p < ,001$ ($H_0^{P\,10}, H_0^{P\,15}, H_0^{P\,20}$: $p < ,001$); $H_0^{RCA*PEEP}$: $p < ,01$ ($H_0^{I,II}$: $p < ,05$ für P 20)

**** H_0^{PEEP}: $p < ,001$ ($H_0^{P\,10}, H_0^{P\,15}, H_0^{P\,20}$: $p < ,001$); $H_0^{RCA*PEEP}$: $p < ,05$ ($H_0^{I,II}$: $p < ,05$ für P 20)

Tabelle 9: Parameter der Nachlast und der Arbeit des rechten Ventrikels während PEEP bei intakter freier Wand (Gruppe I, n = 7) und ischämischem rechtem Ventrikel (Gruppe II, n = 7)

Gruppe		Meßzeitpunkte				
		PEEP 0	PEEP 10	PEEP 15	PEEP 20	nach PEEP
PAP*	I	12,2 ±1,4	17,7 ±1,7	21,4 ±2,1	24,9 ±1,9	14,8 ±1,4
[mm Hg]	II	13,6 ±2,2	18,6 ±2,8	24,2 ±4,1	27,5 ±3,3	15,1 ±2,2
PAP_{tm}**	I	12,9 ±2,4	15,5 ±3,2	18,2 ±3,3	20,0 ±3,8	14,9 ±2,9
[mm Hg]	II	14,1 ±2,6	17,0 ±3,4	20,9 ±5,4	21,9 ±4,3	15,4 ±2,7
RVSWI***	I	4,8 ±1,4	5,3 ±1,4	6,0 ±1,7	6,3 ±1,9	6,3 ±1,9
[g·m]	II	4,0 ±0,8	4,4 ±1,0	5,1 ±1,5	5,0 ±0,8	5,0 ±0,7
RCWI****	I	0,57 ±0,17	0,67 ±0,25	0,75 ±0,25	0,80 ±0,28	0,72 ±0,21
[kg·m]	II	0,52 ±0,15	0,57 ±0,15	0,65 ±0,20	0,66 ±0,16	0,60 ±0,12

* H_0^{PEEP}:$p < ,001$ ($H_0^{P\,10}, H_0^{P\,15}, H_0^{P\,20}$:$p < ,001$); $H_0^{0,nP}$:$p < ,001$

** H_0^{PEEP}:$p_{hf} < ,001$ ($H_0^{P\,10}, H_0^{P\,15}, H_0^{P\,20}$:$p < ,001$); $H_0^{0,nP}$:$p < ,01$

*** H_0^{PEEP}:$p_{hf} < ,001$ ($H_0^{P\,10}$:$p < ,05$; $H_0^{P\,15}, H_0^{P\,20}$:$p < ,01$); $H_0^{0,nP}$:$p < ,001$

**** H_0^{PEEP}:$p_{hf} < ,001$ ($H_0^{P\,10}$:$p < ,05$, $H_0^{P\,15}$:$p < ,01$ $H_0^{P\,20}$:$p < ,001$); $H_0^{0,nP}$:$p < ,001$

4.1.2.3 Regionales Kontraktionsverhalten und globale Kontraktilität des rechten Ventrikels

PEEP induzierte nur geringe quantitative Änderungen der Segmentlängen der freien Wand (Tabelle 10). Die enddiastolische Segmentlänge (L_{ed}) änderte sich während PEEP nicht, dagegen nahm die maximale Segmentlänge (L_{max}) jeweils während PEEP 10 und 20 signifikant zu. Ausgeprägter war die Zunahme von endsystolischer (L_{es}) und minimaler Segmentlänge (L_{min}) bei PEEP 10, 15 und 20. Beide Größen nahmen bei PEEP 20 gegenüber dem Ausgangswert um 5 % zu. Das Verhalten der Gruppen mit intakter und ischämischer FW unterschied sich nicht.

Tabelle 10: Myokardsegmentlängen der freien Wand des RV während PEEP, Gruppe I (n = 7) mit intakter, Gruppe II (n = 7) mit ischämischer freier Wand des RV

Gruppe		Meßzeitpunkte				
		PEEP 0	PEEP 10	PEEP 15	PEEP 20	nach PEEP
L_{ed} [*]	I	14,0 ±3,2	14,0 ±3,4	14,2 ±3,5	14,1 ±3,1	14,0 ±3,3
[mm]	II	16,5 ±6,1	16,8 ±6,1	16,9 ±6,1	16,8 ±6,2	17,2 ±6,4
L_{es} [**]	I	13,2 ±3,2	13,6 ±3,4	13,8 ±3,5	13,9 ±3,1	13,3 ±3,2
[mm]	II	15,9 ±5,9	16,2 ±5,7	16,4 ±5,8	16,5 ±6,0	16,1 ±6,0
L_{max} [***]	I	14,1 ±3,1	14,3 ±3,4	14,4 ±3,4	14,6 ±3,1	14,3 ±3,2
[mm]	II	16,9 ±6,3	17,3 ±6,3	17,3 ±6,4	17,5 ±6,3	17,5 ±6,3
L_{min} [****]	I	13,1 ±3,2	13,3 ±3,6	13,4 ±3,6	13,5 ±3,2	14,3 ±3,2
[mm]	II	15,3 ±5,9	15,8 ±5,7	16,1 ±5,8	16,2 ±5,7	15,7 ±5,7

[*] $H_0^{0,nP}$: p < ,05

[**] H_0^{PEEP}: p < ,001 ($H_0^{P\,10}, H_0^{P\,15}, H_0^{P\,20}$: p < ,01)

[***] H_0^{PEEP}: p_{hf} < ,001 ($H_0^{P\,10}, H_0^{P\,20}$: p < ,001) $H_0^{0,nP}$: p < ,05

[****] H_0^{PEEP}: p_{hf} < ,001 ($H_0^{P\,10}, H_0^{P\,20}$: p < ,05; $H_0^{P\,15}$: p < ,01)

Infolge der Zunahme von L_{max} bei unveränderter L_{ed} verursachte PEEP der Stufe 20 eine signifikante Zunahme der protosystolischen Verlängerung ($\%SL_{FW}$) des Muskelsegments (Tabelle 11). Die systolische Verkürzung ($\%SV_{FW}$) des Muskelsegments als Maß für die lokale Kontraktilität nahm mit jeder Erhöhung des endexspiratorischen Druckes signifikant ab. War die systolische Verkürzung mit 5,7 % vor PEEP in der Gruppe mit intaktem RV gegenüber 3,9 % bei Ischämie der FW noch erhöht, nahm dieses regionale Kontraktilitätsmaß während PEEP 20 in Gruppe I auf 1,3 % und in Gruppe II auf 1,6 % ab. Die Geschwindigkeit der Segmentlängenverkürzung (dL/dt) änderte sich dagegen in beiden Gruppen während PEEP nicht. Der Grad der postsystolischen Verkürzung der FW ($\%PV_{FW}$) wurde durch PEEP in beiden Gruppen nichtsignifikant beeinflußt (Tabelle 11).

Tabelle 11: Parameter des regionalen Kontraktionsverhalten der freien Wand und der globalen Kontraktilität des rechten Ventrikels während PEEP, Gruppe I (n = 7) mit intakter, Gruppe II (n = 7) mit ischämischer freier Wand des RV

Gruppe		\multicolumn{5}{c}{Meßzeitpunkte}				
		PEEP 0	PEEP 10	PEEP 15	PEEP 20	nach PEEP
$\%SV_{FW}$[*]	I	5,7 ±1,9	2,8 ±1,6	2,9 ±2,2	1,3 ±1,9	5,1 ±3,7
	II	3,9 ±1,6	3,2 ±2,0	3,0 ±1,8	1,6 ±1,1	6,4 ±2,7
$\%SL_{FW}$[**]	I	1,3 ±1,2	2,1 ±2,4	2,0 ±2,2	3,5 ±2,2	2,1 ±3,2
	II	2,7 ±2,1	3,0 ±2,3	2,2 ±1,4	4,3 ±2,2	2,2 ±2,4
$\%PV_{FW}$	I	1,0 ±1,3	2,6 ±2,0	2,7 ±2,0	3,1 ±2,8	1,0 ±1,0
	II	4,0 ±3,5	2,4 ±1,4	2,0 ±1,7	1,8 ±1,5	2,1 ±2,0
dL/dt	I	9,5 ±3,2	9,9 ±4,8	9,9 ±5,1	9,6 ±4,5	10,1 ±4,2
[mm/s]	II	7,5 ±3,7	8,6 ±5,0	8,1 ±5,4	8,7 ±5,8	8,1 ±5,2
dp/dt_{max}[***]	I	350 ±79	387 ±82	419 ±74	475 ±134	391 ±85
[mm Hg/s]	II	400 ±89	465 ±120	470 ±122	553 ±99	363 ±56
V_{max}	I	3,25 ±0,60	3,25 ±0,40	3,21 ±0,24	3,30 ±0,52	2,96 ±0,75
[ML/s]	II	2,76 ±0,40	3,22 ±0,62	2,83 ±0,39	3,11 ±0,83	3,13 ±1,25

[*] H_0^{PEEP}: $p<,001$ ($H_0^{P\,10}$: $p<,01$, $H_0^{P\,15}$: $p<,05$, $H_0^{P\,20}$: $p<,001$);
  $H_0^{RCA*PEEP}$: $p<,05$ ($H_0^{I,II}$: $p<,05$ für P 0)

[**] H_0^{PEEP}: $p_{hf}<,05$ ($H_0^{P\,20}$: $p<,05$)

[***] H_0^{PEEP}: $p<,001$ ($H_0^{P\,10}$: $p<,05$; $H_0^{P\,20}$: $p<,001$)

Trotz des verschlechterten regionalen Kontraktionsverhaltens der FW (Abnahme von $\%SV_{FW}$ bei allen PEEP-Stufen, Zunahme von $\%SL_{FW}$ bei PEEP 20) nahm die maximale Druckanstiegsgeschwindigkeit im RV (dp/dt_{max}) während PEEP 10 und PEEP 20 sowohl bei intakter als auch bei ischämischer FW zu (Tabelle 11). V_{max}, der 2. Parameter der globalen Kontraktilität des RV, blieb während der gesamten PEEP-Phase sowie nach PEEP konstant. Im Verhalten der Gruppen I und II bestand dabei kein Unterschied. V_{max} und dp/dt_{max} waren nach PEEP, verglichen mit ihren jeweiligen Ausgangswerten, unverändert.

4.1.2.4 Kontrollvariablen und Transfusionsvolumen

Hb, Hkt, Elektrolyte und p_aO_2 beider Gruppen vor, während und nach PEEP unterschieden sich nicht (Tabelle 12). Während PEEP kam es zu einem Anstieg des p_aCO_2 um 6 mm Hg auf 41 ±6 mm Hg und als dessen Folge zu einem Absinken des arteriellen pH von 7,36 ±0,04 auf 7,31 ±0,05. Diese Änderungen waren in beiden Gruppen gleich ausgeprägt und nach PEEP reversibel. Die Transfusionsvolumina, die in den Gruppen I und II notwendig waren, um den Füllungsdruck des RV konstant zu halten, unterschieden sich nicht (Tabelle 13).

Sie betrugen bei PEEP 10 im Mittel 8,5 ml/kg KG, bei PEEP 15 11,1 ml/kg KG und bei PEEP 20 15,4 ml/kg KG.

Tabelle 12: Kontrollvariablen bei intaktem (Gruppe I, n = 7) und ischämischem rechtem Ventrikel (Gruppe II, n = 7)

	Gruppe	Meßzeitpunkte		
		PEEP 0	PEEP 20	nach PEEP
Hb	I	9,3 ±1,1	8,9 ±1,0	9,1 ±1,6
[g/dl]	II	8,7 ±1,3	8,5 ±0,7	8,3 ±0,7
Hkt	I	28 ±3	27 ±3	27 ±5
[%]	II	28 ±4	26 ±2	26 ±1
Na^+	I	148 ±2	149 ±4	147 ±4
[mval/l]	II	150 ±3	150 ±5	148 ±4
K^+	I	3,7 ±0,4	3,8 ±0,5	3,8 ±0,5
[mval/l]	II	3,5 ±0,2	3,7 ±0,5	3,7 ±0,6
p_aO_2	I	127 ±7	129 ±19	117 ±23
[mm Hg]	II	122 ±14	124 ±16	134 ±33
p_aCO_2*	I	35 ±3	41 ±5	37 ±4
[mm Hg]	II	36 ±3	42 ±8	38 ±5
pH**	I	7,35 ±0,04	7,30 ±0,04	7,33 ±,03
	II	7,37 ±0,05	7,31 ±0,06	7,35 ±,06

* $H_0^{0,20,nP}$: $p<,01$; $H_0^{0,20}$: $p<,05$

** $H_0^{0,20,nP}$: $p<,01$; $H_0^{0,20}$: $p<,01$

4.2 Versuchsreihe B: Ventrikelgeometrie während PEEP

Bei den 22 Tieren (18 - 37 kg KG) dieser Versuchsreihe wurden im Mittel 272 ±68 ml (11,5 ±2,4 ml/kg KG) Blut gegen Dextran 60 ausgetauscht. Die isovolämische Hämodilution verminderte den Hämatokrit von 39 ±5% vor Narkose auf 28 ±3 %. Körpergewicht, Hb und Hkt vor Narkose sowie das Hämodilutionsvolumen der Tiere in den 4 Gruppen unterschieden sich nicht (Tabelle 14).

Tabelle 14: Gruppenvariablen der Versuchsgruppen I - IV, *I* RCA intakt, Perikard offen (n = 5); *II* RCA intakt, Perikard geschlossen (n = 7); *III* RV ischämisch, Perikard offen (n = 5); *IV* RV ischämisch, Perikard geschlossen (n = 5)

	Gruppe				
Körper-	I	22,4 ±3,3			
gewicht	II	22,6 ±3,8			
[kg]	III	24,4 ±3,8			
	IV	26,0 ±7,2			
Hb vor Narkose	I	13,4 ±2,4	Hkt vor	40 ±5	
[g/dl]	II	13,6 ±1,6	Narkose	40 ±5	
	III	14,1 ±1,7	[%]	41 ±5	
	IV	12,6 ±1,2		36 ±3	
Hämo-	I	175 - 400	Hämo-	12,5 ±3,1	
dilutions-	II	150 - 300	dilutions-	11,0 ±2,2	
volumen	III	250 - 300	volumen	11,2 ±1,3	
[ml]	IV	200 - 400	[ml/kg KG]	11,5 ±3,3	

4.2.1 Hämodynamik

4.2.1.1 Gesamthämodynamik

Die Parameter der Gesamthämodynamik der Gruppen I - IV sind in Tabelle 15 aufgelistet. Die HF vor PEEP lag mit 109 ±16 Schlägen/min niedriger als der Ausgangswert in Versuchsreihe A; sie nahm jedoch im Gegensatz zu Serie A mit jeder PEEP-Stufe geringfügig (statistisch signifikant) zu (PEEP 10: 116 ±17, PEEP 15: 119 ±18, PEEP 20: 124 ±17 Schläge/min). RCA-Ligatur und Perikardverschluß hatten keinen Einfluß auf die HF. Nach PEEP unterschied sich die HF (108 ±18/Schläge/min) nicht mehr von ihrem Wert zum Zeitpunkt PEEP 0.

Der MAP (Ausgangswert 99 ±16 mm Hg) fiel bei PEEP 15 (95 ±17 mm Hg) und 20 (91 ±15 mm Hg) ab. Der MAP beider Gruppen war nach PEEP mit 107 ±16 mm Hg höher als vor PEEP und lag zu diesem Zeitpunkt bei intakter RCA (115 ±13 mm Hg) über dem Wert der Tiere mit ischämischer FW (97 ±14 mm Hg).

PEEP bewirkte auch in dieser Versuchsreihe eine stufenweise Abnahme des HI vom Ausgangswert 3,4 ±0,7 l/min, über 3,3 ±0,7 l/min (P 10), und 3,1 ±0,7 l/min (P 15) auf 2,7 ±0,6 l/min (P 20). Nach PEEP unterschied sich der HI (3,5 ±0,9 l/min) nicht mehr vom Ausgangswert. Wie bereits in Versuchsreihe A blieb

Tabelle 15: Parameter der Gesamthämodynamik der Versuchsgruppen I - IV während PEEP, Gruppeneinteilung s. Tabellen 1 und 14

Gruppe		Meßzeitpunkte				
		PEEP 0	PEEP 10	PEEP 15	PEEP 20	nach PEEP
HF[*]	I	103 ±18	110 ±23	115 ±26	122 ±22	107 ±19
[1/min]	II	115 ±10	120 ±8	124 ±8	130 ±9	115 ±9
	III	105 ±22	111 ±21	112 ±21	118 ±24	103 ±26
	IV	112 ±14	121 ±20	123 ±20	122 ±14	105 ±19
MAP[**]	I	106 ±25	106 ±27	104 ±28	101 ±25	121 ±17
[mm Hg]	II	102 ±9	101 ±10	97 ±12	90 ±12	110 ±7
	III	90 ±18	90 ±14	87 ±14	87 ±11	98 ±18
	IV	95 ±8	92 ±10	90 ±10	89 ±6	95 ±11
HI[***]	I	3,7 ±0,7	3,8 ±0,7	3,7 ±0,8	3,4 ±0,6	4,3 ±1,0
[l/min]	II	3,4 ±0,7	3,0 ±0,5	2,8 ±0,5	2,4 ±0,4	3,2 ±0,3
	III	3,2 ±0,9	3,0 ±0,7	2,8 ±0,5	2,5 ±0,4	3,3 ±1,0
	IV	3,4 ±0,7	3,3 ±0,6	3,1 ±0,7	2,6 ±0,6	3,3 ±1,2
SVI[****]	I	36 ±5	35 ±5	33 ±6	28 ±6	40 ±8
[ml]	II	30 ±5	25 ±4	22 ±3	18 ±3	27 ±4
	III	30 ±4	27 ±2	25 ±2	21 ±3	32 ±2
	IV	31 ±6	27 ±6	25 ±6	21 ±5	31 ±9
TPR[*****]	I	2200 ±446	2091 ±484	2063 ±475	2124 ±451	2201 ±387
$[dyn \cdot s \cdot cm^{-5}]$	II	2247 ±268	2439 ±227	2483 ±417	2668 ±502	2598 ±287
	III	2076 ±548	2028 ±367	2101 ±442	2301 ±434	2117 ±416
	IV	1942 ±362	1904 ±363	1940 ±420	2224 ±459	2063 ±458

[*] H_0^{PEEP}: $p_{hf} < ,001$ ($H_0^{P\,10}, H_0^{P\,15}, H_0^{P\,20}$: $p < ,01$)

[**] H_0^{PEEP}: $p_{hf} < ,001$ ($H_0^{P\,15}, H_0^{P\,20}$: $p < ,01$); $H_0^{0,nP}$: $p < ,001$, H_0^{RCA}: $p < ,01$ für nP

[***] H_0^{PEEP}: $p_{hf} < ,001$ ($H_0^{P\,10}$: $p < ,05$, $H_0^{P\,15}, H_0^{P\,20}$: $p < ,01$);
$H_0^{PERI*PEEP}$: $p_{hf} < ,05$ (H_0^{PERI}: $p < ,05$ für P 20)

[****] H_0^{PERI}: $p < ,05$ ($p < ,05$ für P 10, P 15, nP, $p < ,01$ für P 20);
H_0^{PEEP}: $p_{hf} < ,001$ ($H_0^{P\,10}, H_0^{P\,15}, H_0^{P\,20}$: $p < ,001$)

[*****] H_0^{PEEP}: $p_{hf} < ,001$ ($H_0^{P\,20}$: $p < ,01$)

die durch Ligatur der RCA induzierte Minderperfusion des RV ohne Einfluß auf das Verhalten des HI während PEEP. Im Gegensatz zur ersten Versuchsreihe, in welcher der HI der Tiere mit Ischämie vor und während PEEP-Beatmung niedriger war als der HI bei intakter FW, unterschieden sich diese beiden Versuchsbedingungen in Serie B nicht.

Das Offenlassen des Perikards war vor PEEP ohne Einfluß auf den HI. Dies gilt jedoch nicht für die Applikation von PEEP (Abb. 15). Die signifikante Interaktion der Faktoren "Perikard" und "PEEP" bereits bei PEEP von 10 cm H_2O zeigt, daß ein intaktes Perikard die Effekte von PEEP auf den HI modifiziert: während PEEP 20 lag der HI der Tiere mit offenem Perikard (2,9 ±0,7 l/min) signifikant höher als der HI der Tiere mit geschlossenem Perikard

(2,4 ±0,5 l/min). Die Interaktion von Perikardverschluß und PEEP ist überwiegend Folge der geringen Änderungen des HI bei intakter RCA und offenem Perikard (Gruppe I): während in den Gruppen II - IV der HI bei *jeder* Erhöhung des endexspiratorischen Druckes gegenüber dem Ausgangswert abfällt, bewirkt PEEP in Gruppe I erst bei der höchsten PEEP-Stufe eine Verminderung des HI (Tabelle 15).

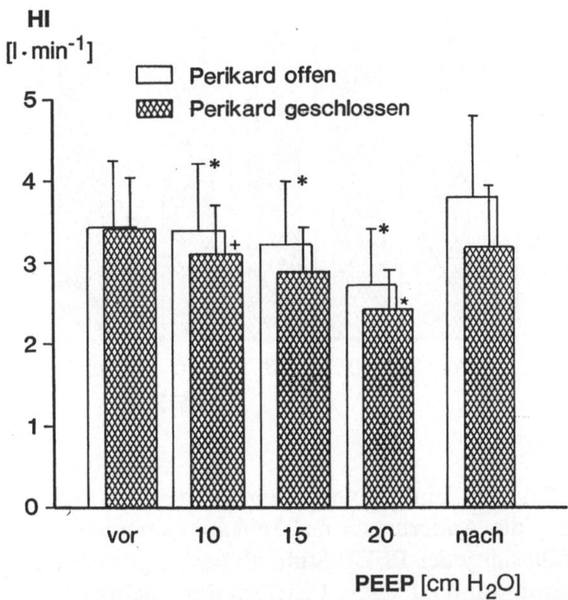

Abb. 15: Einfluß von offenem (n = 10) bzw. geschlossenem (n = 12) Perikard auf die Änderungen des Herzindex *(HI)* während PEEP. Der *HI* fällt bei jeder PEEP-Stufe ab; dieser Effekt ist bei geschlossenem Perikard stärker ausgeprägt als bei offenem Perikard (* p<0,01 im Vergleich zu den Vorwerten; + p<0,05 Interaktion der Faktoren Perikard und PEEP; * p<0,05 im Vergleich zu den Werten bei offenem Perikard)

Die Änderungen des SVI folgten weitgehend denen des Herzindex. Der SVI nahm von 31 ±5 ml (P 0) mit jeder PEEP-Stufe, über 28 ±5 ml bei PEEP 10, und 26 ±6 ml bei PEEP 15 auf 22 ±5 ml bei PEEP 20 ab. Der Wert nach PEEP (32 ±7 ml) unterschied sich nicht mehr vom Ausgangswert. Der Verschluß der RCA blieb auch auf den SVI und seine Änderungen während PEEP ohne Effekt, während die Gruppen mit offenem Perikard während PEEP einen signifikant höheren SVI aufweisen, als die mit geschlossenem Perikard (Abb. 16). Wie Tabelle 15 zeigt, sind für den Abfall des HI während PEEP 20 in Gruppe I die Änderungen des SVI verantwortlich. Nach PEEP blieb der SVI bei offenem Perikard signifikant höher als bei geschlossenem Perikard (Abb. 16).

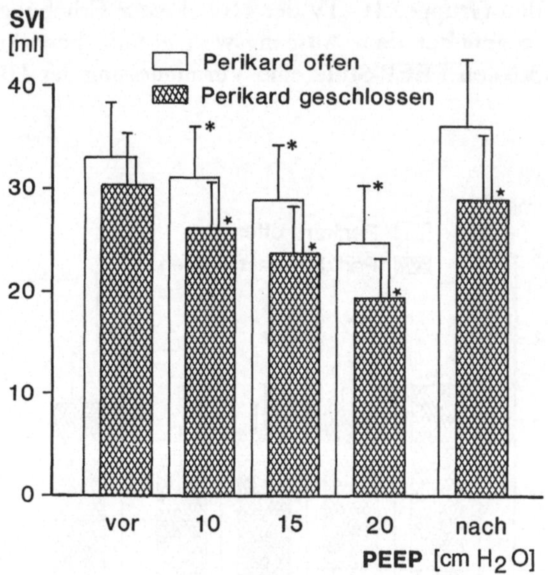

Abb. 16: Einfluß von offenem (n = 10) bzw. geschlossenem (n = 12) Perikard auf die Änderungen des Schlagvolumenindexes *(SVI)* während PEEP. Der *SVI* fällt mit jeder PEEP-Stufe ab und liegt bei den Gruppen mit geschlossenem Perikard während allen PEEP-Stufen niedriger als bei den Gruppen mit offenem Perikard. (* p<0,001 im Vergleich zu den Vorwerten; * p<0,05 im Vergleich zu den Werten bei offenem Perikard)

Der periphere Gefäßwiderstand (TPR) blieb bis zur PEEP-Stufe 15 unverändert und stieg erst bei der höchsten PEEP-Stufe geringfügig an (TPR bei PEEP 20: 2365 ±485 dyn·s·cm^{-5} gegenüber 2128 ±394 dyn·s·cm^{-5} vor PEEP) (Tabelle 15).

Perikardverschluß und RCA-Ligatur beeinflußten den vor PEEP im rechten Vorhof gemessenen Druck (Tabelle 16). Bei geschlossenem Perikard lag der RAP mit im Mittel 4,9 ±1,5 mm Hg höher als bei offenem Perikard (3,5 ±1,8 mm Hg); auch der Wert bei ischämischem RV (4,9 ±1,4 mm Hg) war gegenüber dem bei intakter FW (3,8 ±1,9 mm Hg) erhöht.

Erwartungsgemäß stieg der RAP während PEEP-Beatmung stufenweise an (P10: 7,0 ±1,5 mm Hg, P 15: 8,7 ±1,8 mm Hg, P 20: 10,0 ±1,7 mm Hg). RCA-Verschluß und ein intaktes Perikard waren ohne Auswirkung auf die Änderungen des RAP. Nach PEEP blieb der RAP mit 5,7 ±1,9 mm Hg gegenüber dem Wert P 0 (4,3 ±1,8 mm Hg) erhöht.

Tabelle 16: Parameter der rechtsventrikulären Hämodynamik der Gruppen I - IV während PEEP, Gruppeneinteilung s. Tabellen 1 und 14

Gruppe		Meßzeitpunkte				
		PEEP 0	PEEP 10	PEEP 15	PEEP 20	nach PEEP
RAP^*	I	2,2 ±0,8	5,2 ±0,6	6,8 ±0,6	8,2 ±0,5	3,7 ±0,8
[mm Hg]	II	4,9 ±1,8	7,8 ±1,5	9,6 ±1,9	10,9 ±1,6	6,5 ±1,5
	III	4,7 ±1,6	7,4 ±1,1	9,2 ±0,9	10,4 ±0,9	5,8 ±2,5
	IV	5,0 ±1,3	7,2 ±1,4	8,8 ±2,0	10,3 ±2,1	6,3 ±1,3
RAP_{tm}^{**}	I	2,9 ±1,5	3,2 ±1,7	3,0 ±1,3	3,3 ±1,3	4,2 ±1,8
[mm Hg]	II	6,4 ±2,3	6,6 ±2,4	6,8 ±2,7	6,9 ±2,2	7,9 ±2,3
	III	4,7 ±3,1	4,5 ±2,9	4,8 ±2,6	4,8 ±2,1	5,6 ±3,7
	IV	5,9 ±1,0	5,3 ±1,2	5,6 ±1,5	5,8 ±1,8	7,0 ±1,4
RVP^{***}	I	20,6 ±4,8	24,8 ±4,2	27,5 ±4,1	32,2 ±5,7	21,7 ±5,8
[mm Hg]	II	22,5 ±2,0	26,0 ±2,1	27,7 ±2,4	31,1 ±1,8	23,1 ±2,6
	III	18,6 ±2,5	22,7 ±1,9	25,3 ±2,5	28,9 ±2,1	19,6 ±5,0
	IV	19,6 ±2,8	25,6 ±3,8	29,0 ±3,4	31,5 ±2,0	23,7 ±3,2
RVP_{tm}^{****}	I	21,3 ±5,9	22,8 ±5,3	23,7 ±5,1	27,3 ±6,4	22,2 ±6,5
[mm Hg]	II	24,0 ±1,8	24,8 ±1,8	24,9 ±2,3	27,1 ±2,2	24,5 ±2,8
	III	18,6 ±3,4	19,8 ±2,0	20,9 ±1,8	23,3 ±2,3	19,4 ±4,3
	IV	20,5 ±3,6	23,7 ±4,4	25,8 ±3,9	27,0 ±2,0	24,4 ±3,6

* H_0^{PERI}: $p < ,05$ ($p < ,05$ für P 0,P 10,nP); H_0^{RCA}: $p < ,05$ ($p < ,05$ für P 0);
H_0^{PEEP}: $p_{hf} < ,001$ ($H_0^{P\,10}$,$H_0^{P\,15}$,$H_0^{P\,20}$: $p < ,001$); $H_0^{0,nP}$: $p < ,001$

** H_0^{PERI}: $p < ,05$ ($p < ,05$ für P 0,P 10,P 15,P 20,nP); $H_0^{0,nP}$: $p < ,001$

*** H_0^{PEEP}: $p_{hf} < ,001$ ($H_0^{P\,10}$,$H_0^{P\,15}$,$H_0^{P\,20}$: $p < ,001$); $H_0^{0,nP}$: $p < ,05$

**** H_0^{PEEP}: $p < ,001$ ($H_0^{P\,10}$,$H_0^{P\,15}$,$H_0^{P\,20}$: $p < ,001$); $H_0^{0,nP}$: $p < ,05$

Der transmurale rechte Vorhofdruck RAP_{tm} vor PEEP (5,1 ±2,4 mm Hg) änderte sich - dem Protokoll entsprechend - infolge individueller Transfusion während PEEP nichtsignifikant (P 10: 5,1 ±2,4 mm Hg, P 15: 5,2 ±2,5 mm Hg, P 20: 5,4 ±2,3 mm Hg), stieg jedoch nach PEEP auf 6,3 ±2,7 mm Hg gegenüber dem Ausgangswert an. Der RAP_{tm} der Tiere mit geschlossenem Perikard lag dabei zu allen Meßzeitpunkten über dem der Tiere mit offenem Perikard (P 0: 6,2 ±1,8 vs. 3,8 ±2,5 mm Hg; P 10: 6,1 ±2,0 vs. 3,9 ±2,3 mm Hg; P 15: 6,3 ±2,3 vs. 3,9 ±2,2 mm Hg; P 20: 6,5 ±2,1 vs. 4.1 ±1,9 mm Hg; nP: 7,5 ±2,0 vs. 4,9 ±2,8 mm Hg). Die Effekte von PEEP auf den RAP_{tm} wurden weder durch den Zustand des Perikards noch durch den der RCA beeinflußt.

Der enddiastolische Druck im LV (LVEDP) nahm - gegen Atmosphäre gemessen - von seinem Ausgangswert (8,3 ±2,6 mm Hg) auf 10,3 ±2,9 mm Hg bei PEEP 10, 11,2 ±2,7 mm Hg bei PEEP 15 und 11,6 ±3,0 mm Hg während PEEP 20 zu (Tabelle 17). Der LVEDP der 4 Versuchsgruppen und seine Änderungen unter PEEP unterschieden sich nicht. Nach PEEP blieb der LVEDP mit 9,6 ±3,2 mm Hg gegenüber dem Ausgangswert erhöht.

Tabelle 17: Enddiastolische und transseptale Ventrikeldrücke der Versuchsgruppen I - IV während PEEP, Gruppeneinteilung s. Tabelle 1

Gruppe		Meßzeitpunkte				
		PEEP 0	PEEP 10	PEEP 15	PEEP 20	nach PEEP
$RVEDP^*$	I	3,4 ±2,2	6,3 ±2,7	8,0 ±2,9	8,8 ±2,8	4,2 ±2,2
[mm Hg]	II	7,7 ±2,6	10,3 ±2,8	10,9 ±2,6	12,2 ±3,7	9,1 ±1,8
	III	5,6 ±3,4	7,6 ±3,5	9,6 ±3,8	10,3 ±3,8	6,9 ±4,2
	IV	8,0 ±2,1	10,3 ±2,4	12,1 ±2,8	12,6 ±2,4	8,5 ±2,8
$RVEDP_{tm}^{**}$	I	4,1 ±2,8	4,3 ±3,4	4,2 ±3,5	3,9 ±3,1	4,7 ±2,4
[mm Hg]	II	9,2 ±2,5	9,1 ±3,0	8,0 ±3,0	8,2 ±3,5	10,4 ±2,1
	III	5,6 ±4,5	4,7 ±4,6	5,2 ±4,9	4,8 ±4,4	6,7 ±4,2
	IV	8,9 ±2,5	8,4 ±2,1	8,9 ±2,1	8,1 ±1,8	9,2 ±3,1
$LVEDP^{***}$	I	7,3 ±2,2	10,3 ±1,7	10,1 ±1,8	10,8 ±3,1	9,7 ±1,6
[mm Hg]	II	9,3 ±2,4	11,3 ±2,5	12,0 ±2,6	12,1 ±2,6	11,7 ±2,2
	III	6,6 ±2,9	8,4 ±3,3	9,9 ±3,1	9,5 ±3,2	6,8 ±3,2
	IV	9,4 ±2,4	10,9 ±3,4	12,6 ±2,8	13,6 ±2,3	9,3 ±3,8
$LVEDP_{tm}^{****}$	I	8,0 ±3,0	8,3 ±3,0	6,3 ±2,8	5,9 ±3,9	10,2 ±1,5
[mm Hg]	II	10,8 ±2,0	10,1 ±191	9,1 ±2,4	8,1 ±2,0	13,0 ±2,0
	III	6,6 ±4,0	5,5 ±4,5	5,5 ±4,3	3,9 ±4,0	6,6 ±3,6
	IV	10,3 ±3,0	9,0 ±3,5	9,4 ±2,9	9,1 ±2,9	10,0 ±4,2
TSP^{*****}	I	3,9 ±2,0	4,0 ±2,0	2,0 ±2,8	1,9 ±2,5	5,4 ±1,8
[mm Hg]	II	1,6 ±1,8	1,0 ±2,1	1,1 ±2,1	-0,1 ±1,9	2,6 ±1,5
	III	1,0 ±0,6	0,8 ±1,2	0,3 ±2,1	-0,8 ±1,5	0,5 ±1,2
	IV	1,4 ±1,5	0,6 ±2,3	0,5 ±2,1	1,0 ±3,0	0,8 ±1,3

* H_0^{PERI}: $p<,05$ ($p<,01$ für P 0, $p<,05$ für P 10,nP);
    H_0^{PEEP}: $p_{hf}<,001$ ($H_0 P 10, H_0 P 15, H_0 P 20$: $p<,001$); $H_0^{0,nP}$: $p<,05$
** H_0^{PERI}: $p<,05$ ($p<,01$ für P 0,P 10,nP, $p<,05$ für P 15,P 20); $H_0^{0,nP}$: $p<,05$
*** H_0^{PEEP}: $p<,001$ ($H_0 P 10, H_0 P 15, H_0 P 20$: $p<,001$); $H_0^{0,nP}$: $p<,05$
**** H_0^{PERI}: $p<,05$ ($p<,05$ für P 0,P 15,P 20,nP);
    H_0^{PEEP}: $p_{hf}<,001$ ($H_0 P 15, H_0 P 20$: $p<,01$); $H_0^{0,nP}$: $p<,05$
*****H_0^{PEEP}: $p_{hf}<,001$ ($H_0 P 15, H_0 P 20$: $p<,01$)

Trotz Volumensubstitution und konstanten transmuralen Drücken im rechten Vorhof und RV am Ende der Diastole (s. 4.2.3.2) fiel der transmurale linksventrikulär-enddiastolische Druck ($LVEDP_{tm}$) von 9,1 ±3,3 mm Hg auf 7,7 ±3,3 mm Hg bei PEEP 15 und auf 6,9 ±3,6 mm Hg bei PEEP 20 ab (Tabelle 17). Bei den Tieren mit geschlossenem Perikard lag der $LVEDP_{tm}$ vor PEEP und bei den PEEP-Stufen 15, 20 sowie nach PEEP über dem Wert der Tiere mit offenem Perikard. RCA-Ligatur und Verschluß des Perikards waren ohne Einfluß auf die Änderungen des $LVEDP_{tm}$ während PEEP. Der transmurale Füllungsdruck des LV nach PEEP (10,2 ±3,6 mm Hg) war gegenüber dem Ausgangswert erhöht.

Das unterschiedliche Verhalten der Füllungsdrucke von RV (s. 4.2.3.2) und LV führte zu einer Abnahme des transseptalen Druckgradienten (TSP) am Ende der

Diastole (Tabelle 17). PEEP 15 und 20 bewirkten jeweils eine signifikante Abnahme des TSP von im Mittel 1,9 ±1,8 mm Hg vor PEEP auf 1,0 ±2,1 mm Hg bei PEEP 15 und 0,5 ±2,4 mm Hg bei PEEP 20. Mit Ausnahme der Tiere der Gruppe I nahm der TSP während PEEP in allen anderen Gruppen wiederholt negative Werte an. Dies drückt sich in negativen mittleren transseptalen Druckgradienten der Gruppen II und III bei PEEP 20 und damit einer Umkehr des normalen transseptalen Druckgradienten (LVEDP > RVEDP) am Ende der Diastole aus. Der TSP nach PEEP-Beatmung unterschied sich mit 2,2 ±2,4 mm Hg nichtsignifikant von seinem Ausgangswert zum Zeitpunkt P 0. Statistisch signifikante Unterschiede im Verhalten der TSP-Werte der einzelnen Gruppen ergaben sich nicht.

4.2.1.2 Rechtsventrikuläre Hämodynamik

Der transmurale Druck am Ende der Diastole des rechten Ventrikels (RVEDP) der Tiere mit geschlossenem Perikard (7,8 ±2,3 mm Hg) lag über dem Ausgangswert der Gruppen mit offenem Perikard (4,5 ±2,9 mm Hg) (Tabelle 17). Analog dem Verhalten des RAP stieg der gegen Atmosphärendruck gemessene RVEDP während PEEP-Beatmung gegenüber dem Ausgangswert (6,3 ±3,1 mm Hg) auf 8,8 ±3,2 mm Hg (P 10), 10,2 ±3,2 mm Hg (P 15) und 11,1 ±3,4 mm Hg (P 20) an. Zwar lag der RVEDP während der PEEP-Stufe 10 sowie nach PEEP in den Gruppen mit geschlossenem Perikard über dem Wert der Tiere mit offenem Perikard, doch blieben sowohl Perikardverschluß als auch RCA-Ligatur ohne Effekt auf die Änderungen des RVEDP unter PEEP. Der mittlere RVEDP nach PEEP (7,4 ±3,2 mm Hg) war signifikant höher als der Wert vor PEEP.

Der transmurale enddiastolische Druck im RV ($RVEDP_{tm}$) der Tiere mit geschlossenem Perikard vor PEEP (9,1 ±2,4 vs. 4,9 ±3,6 mm Hg) und zu allen Meßzeitpunkten während PEEP war höher als die entsprechenden Werte der Gruppe mit offenem Perikard (P 10: 8,8 ±2,5 vs. 4,5 ±3,8 mm Hg, P 15: 8,4 ±2,6 vs. 4,7 ±4,1 mm Hg, P 20: 8,2 ±2,8 vs. 4,3 ±3,6 mm Hg). Auffallend war ein geringfügiges Absinken des $RVEDP_{tm}$ trotz durch Transfusion konstant gehaltener transmuraler Drücke im rechten Vorhof (Abb. 17). Die Änderungen des $RVEDP_{tm}$ waren statistisch nichtsignifikant. Der $RVEDP_{tm}$ lag mit 8,0 ±3,6 mm Hg nach PEEP über dem Wert zum Zeitpunkt P 0 (7,1 ±2,7 mm Hg).

Der systolische Druck im RV nahm während PEEP sowohl gegen Atmosphärendruck (RVP) als auch transmural gemessen (RVP_{tm}) zu (Tabelle 16). Die Änderungen des rechtsventrikulären Druckes waren dabei unabhängig davon, ob das Perikard offen oder verschlossen, und auch davon, ob die RCA intakt oder ligiert war. Der RVP stieg von 20,5 ±3,3 mm Hg vor PEEP über 24,9 ±3,1 und 27,4 ±3,1 auf 31 ±3,2 mm Hg während PEEP 20 an und blieb mit 22,1 ±4,2 mm Hg auch nach PEEP noch gegenüber dem Ausgangswert erhöht.

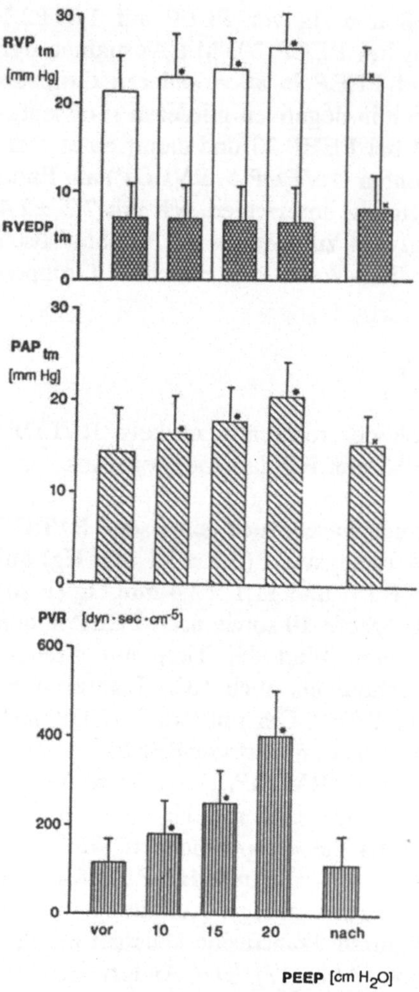

Abb. 17: Verhalten des transmuralen systolischen (RVP_{tm}) und enddiastolischen Druckes im RV $(RVEDP_{tm})$, des transmuralen mittleren Pulmonalarteriendruckes (PAP_{tm}) und des berechneten pulmonalen Gefäßwiderstandes (PVR) während PEEP. Die indirekten Parameter der Nachlast des RV steigen mit jeder PEEP-Stufe an. RVP_{tm}, $RVEDP_{tm}$ und PAP_{tm} bleiben auch nach PEEP erhöht (n = 22, * p<0,.001 im Vergleich zu den Vorwerten; x p<0,05 im Vergleich zu den Werten vor PEEP)

Als Zeichen einer effektiven Nachlaststeigerung nahm auch der transmural gemessene systolische Druck im RV (RVP_{tm}) mit jeder Erhöhung des endexspiratorischen Druckes zu (Abb. 17). Erneut blieb der systolische Druck im RV nach PEEP mit 22,8 ±4,5 mm Hg im Vergleich zum Ausgangswert erhöht.

Die pulmonalarteriellen Drücke der Tiere in den 4 Versuchsgruppen und ihr Verhalten während PEEP unterschieden sich nicht (Tabelle 18).

Tabelle 18: Parameter der Nachlast und der Arbeit des rechten Ventrikels der Gruppen I - IV während PEEP, Gruppeneinteilung s. Tabelle 1

Gruppe		Meßzeitpunkte				
		PEEP 0	PEEP 10	PEEP 15	PEEP 20	nach PEEP
PAP[*]	I	13,2 ±4,0	18,6 ±5,3	22,0 ±4,3	26,0 ±4,2	15,2 ±2,9
[mm Hg]	II	13,8 ±3,3	18,1 ±3,4	20,4 ±2,6	25,4 ±2,9	15,7 ±3,0
	III	12,9 ±2,1	17,3 ±2,3	19,6 ±1,5	23,2 ±2,4	13,4 ±1,8
	IV	14,3 ±2,2	18,9 ±3,0	23,0 ±3,5	26,2 ±2,9	14,4 ±2,9
PAP_{tm}[**]	I	13,9 ±5,0	16,6 ±6,5	18,2 ±5,5	21,1 ±5,1	15,7 ±3,6
[mm Hg]	II	15,3 ±3,1	16,9 ±3,3	17,6 ±2,8	21,4 ±3,0	17,0 ±2,1
	III	12,9 ±2,7	14,4 ±2,9	15,2 ±1,7	17,6 ±2,6	13,2 ±2,7
	IV	15,2 ±2,4	17,0 ±3,6	19,8 ±4,4	21,7 ±3,4	15,1 ±3,1
PVR[***]	I	118 ±36	170 ±58	261 ±86	368 ±143	96 ±35
$[dyn \cdot s \cdot cm^{-5}]$	II	105 ±68	175 ±102	240 ±89	450 ±109	99 ±90
	III	140 ±47	215 ±35	256 ±58	414 ±91	148 ±40
	IV	100 ±71	172 ±83	243 ±83	363 ±112	113 ±70
RVSWI[****]	I	7,9 ±3,2	8,0 ±3,6	8,2 ±3,2	8,3 ±2,9	8,8 ±3,2
[g·m]	II	6,1 ±1,3	5,7 ±5,4	5,4 ±1,1	5,3 ±1,2	6,3 ±1,1
	III	5,2 ±1,0	5,3 ±0,7	5,1 ±0,5	5,1 ±1,1	5,7 ±1,0
	IV	6,4 ±1,9	6,5 ±2,2	7,0 ±2,7	6,4 ±2,1	6,5 ±2,5
RCWI[*****]	I	0,73 ±0,38	0,90 ±0,46	0,96 ±0,44	1,00 ±0,37	0,95 ±,41
[kg·m]	II	0,71 ±0,16	0,69 ±0,15	0,67 ±0,16	0,69 ±0,16	0,72 ±,09
	III	0,54 ±0,13	0,58 ±0,08	0,57 ±0,07	0,58 ±0,03	0,57 ±,12
	IV	0,71 ±0,23	0,77 ±0,28	0,83 ±0,31	0,77 ±0,24	0,69 ±,33

[*] H_0^{PEEP}: $p < ,001$ ($H_0^{P\,10}, H_0^{P\,15}, H_0^{P\,20}$: $p < ,001$); $H_0^{0,nP}$: $p < ,01$

[**] H_0^{PEEP}: $p_{hf} < ,001$ ($H_0^{P\,10}, H_0^{P\,15}, H_0^{P\,20}$: $p < ,001$); $H_0^{0,nP}$: $p < ,05$

[***] H_0^{PEEP}: $p_{hf} < ,001$ ($H_0^{P\,10}, H_0^{P\,15}, H_0^{P\,20}$: $p < ,01$)

[****] $H_0^{0,nP}$: $p < ,05$

[*****] H_0^{PEEP}: $p_{hf} < ,01$ ($H_0^{P\,15}$: $p < ,05$)

Der PAP stieg von 13,6 ±2,9 mm Hg zum Zeitpunkt P 0 auf 18,2 ±3,4 mm Hg während PEEP 10, 21,2 ±3,2 mm Hg während PEEP 15 und 25,2 ±3,1 mm Hg während PEEP 20 an. Auch der transmurale pulmonalarterielle Druck (PAP_{tm}) stieg während PEEP an (Abb. 17). Nach PEEP-Beatmung waren sowohl PAP (14,8 ±2,7 mm Hg), als auch PAP_{tm} (15,4 ±3,1 mm Hg) gegenüber ihren jeweiligen Ausgangswerten erhöht (Tabelle 18).

Der pulmonale Gefäßwiderstand (PVR) nahm mit jeder PEEP-Stufe zu (Abb. 17). Ein Unterschied zwischen den 4 Gruppen bestand nicht (Tabelle 18). Der PVR nach PEEP unterschied sich nicht vom Wert zum Zeitpunkt P 0.

Der Schlagarbeitsindex des RV (RVSWI) lag vor PEEP mit 6,2 ±1,9 g·m im Bereich der Norm, änderte sich während PEEP-Beatmung nicht und nahm erst nach PEEP (6,8 ±2,2 g·m) gegenüber dem Ausgangswert zu (Tabelle 18). Auch der rechtsventrikuläre Herzarbeitsindex (RCWI) lag vor PEEP mit 0,67 ±0,3 kg·m im Normbereich. Er stieg bei PEEP 15 signifikant auf 0,75 ±0,29 kg·m an und blieb bei weiterer Erhöhung des endexspiratorischen Druckes auf 20 cm H_2O konstant (0,75 ±0,26 kg·m). Der RCWI nach PEEP war verglichen mit dem Wert zum Zeitpunkt P 0 nicht verschieden.

4.2.2 Dimensionen von linkem und rechtem Ventrikel während PEEP

Die Beatmung mit positiv-endexspiratorischem Druck veränderte die Dimensionen von RV und LV in unterschiedlicher Weise, wobei die Ventrikel-

Tabelle 19: Durchmesser des rechten Ventrikels der Gruppen I - IV während PEEP, Gruppeneinteilung s. Tabellen 1 und 14

Gruppe		Meßzeitpunkte				
		PEEP 0	PEEP 10	PEEP 15	PEEP 20	nach PEEP
DRV_{max}[*]	I	30,9 ±4,8	31,4 ±4,7	32,0 ±4,2	32,6 ±4,1	31,3 ±5,4
[mm]	II	26,0 ±6,1	26,7 ±6,2	27,4 ±6,3	28,1 ±6,5	26,4 ±5,8
	III	33,6 ±5,9	34,5 ±6,5	35,5 ±6,7	35,8 ±5,9	34,5 ±6,5
	IV	26,6 ±6,5	27,3 ±6,4	27,4 ±6,3	28,6 ±5,9	26,8 ±6,8
DRV_{min}[**]	I	27,9 ±4,2	28,8 ±4,5	29,3 ±4,1	29,6 ±4,1	28,1 ±4,7
[mm]	II	22,9 ±6,3	23,8 ±6,2	24,3 ±6,2	25,4 ±6,1	23,5 ±5,6
	III	29,8 ±6,4	30,7 ±6,5	31,8 ±7,9	32,5 ±7,5	30,2 ±7,1
	IV	23,5 ±6,0	24,1 ±6,2	25,3 ±6,6	25,7 ±6,6	23,6 ±6,1
DRV_{ed}[***]	I	30,4 ±5,2	30,9 ±4,9	31,5 ±4,3	32,3 ±3,9	30,8 ±5,3
[mm]	II	25,5 ±6,0	26,2 ±6,1	27,2 ±6,3	28,1 ±6,4	25,9 ±5,6
	III	33,5 ±5,9	34,3 ±6,7	35,4 ±6,7	35,6 ±6,0	34,2 ±6,9
	IV	26,3 ±6,3	26,7 ±6,3	27,1 ±6,1	28,3 ±5,8	25,9 ±6,2
DRV_{es}[****]	I	28,3 ±4,3	29,0 ±4,7	29,6 ±4,2	30,4 ±4,0	28,9 ±5,5
[mm]	II	23,3 ±6,2	24,1 ±6,1	24,5 ±6,2	25,6 ±6,0	24,0 ±5,8
	III	30,4 ±6,5	31,0 ±6,7	31,9 ±7,9	32,6 ±7,4	30,5 ±6,9
	IV	24,2 ±5,9	24,2 ±6,2	25,3 ±6,6	25,7 ±6,6	24,1 ±6,2

[*] H_0^{PERI}: p<,05 (p<,05 für P 0,P 10,P 15,P 20,nP);
  H_0^{PEEP}: p_{hf}<,001 ($H_0^{P\,10}$,$H_0^{P\,15}$,$H_0^{P\,20}$:p<,001); $H_0^{0,nP}$:p<,05
[**] H_0^{PERI}: p<,05 (p<,05 für P 0,P 10,P 15,P 20,nP);
  H_0^{PEEP}: p_{hf}<,001 ($H_0^{P\,10}$,$H_0^{P\,15}$,$H_0^{P\,20}$: p<,001)
[***] H_0^{PERI}:p<,05 (p<,05 für P 0,P 10,P 15,P 20,nP);
  H_0^{PEEP}:p_{hf}<,001 ($H_0^{P\,10}$,$H_0^{P\,15}$,$H_0^{P\,20}$: p<,01)
[****] H_0^{PERI}:p<,05 (p<,05 für P 0,P 10,P 15,P 20,nP);
  H_0^{PEEP}: p_{hf}<,001 ($H_0^{P\,10}$,$H_0^{P\,15}$,$H_0^{P\,20}$: p<,01)

durchmesser sowohl durch das offene bzw. geschlossene Perikard als auch durch die intakte bzw. ligierte RCA beeinflußt wurden.

4.2.2.1 Rechter Ventrikel

Maximaler, minimaler, enddiastolischer und endsystolischer Querdurchmesser des RV der Tiere mit offenem Perikard (Gruppen I und III) waren zu allen Meßzeitpunkten größer als die entsprechenden Werte der Tiere mit intaktem Perikard (Tabelle 19). Die rechtsventrikulären Durchmesser der Tiere mit ligierter RCA (Gruppen III und IV) unterschieden sich nichtsignifikant von denen der Tiere mit intaktem RV.

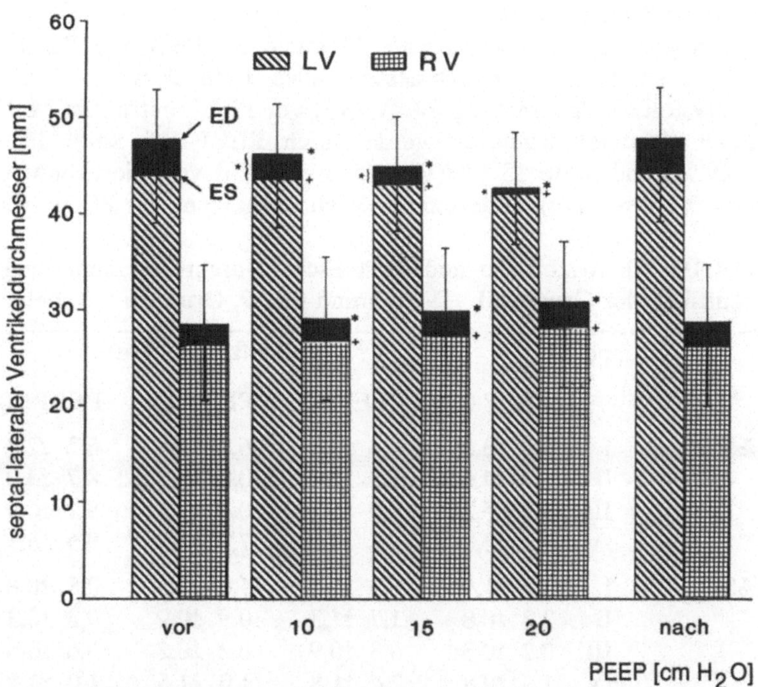

Abb. 18: Septal-laterale Durchmesser von rechtem (RV) und linkem Ventrikel (LV) zum Zeitpunkt der Enddiastole *(ED)* und Endsystole *(ES)* während PEEP. Enddiastolischer und endsystolischer Durchmesser des RV nehmen mit jeder PEEP-Stufe gleichermaßen zu. Dagegen fällt der enddiastolische Durchmesser des LV mit jeder PEEP-Stufe deutlich stärker ab als der entsprechende endsystolische Durchmesser des LV. Daraus resultiert eine signifikante Verminderung der prozentualen systolischen Verkürzung des septal-lateralen Durchmessers des LV mit jeder PEEP-Stufe (n = 22, * p<0,01 im Vergleich zu den Vorwerten; + p<0,01 im Vergleich zu den Vorwerten; * p<0,01 im Vergleich zu den Vorwerten)

Mit jeder PEEP-Stufe nahmen die Durchmesser des RV signifikant zu (Abb. 18). Die Zunahme des enddiastolischen Durchmessers (DRV_{ed}) bei P 10 (+1,7 %), P 15 (+4,5 %) und P 20 (+7,4 %) lag dabei in der gleichen Größenordnung wie die Zunahme des endsystolischen Durchmessers des RV (DRV_{es}) mit 1,9 % bei P 10, 4,6 % bei P 15 und 7,6 % bei P 20. Das analoge Verhalten von DRV_{ed} und DRV_{es} hatte zur Folge, daß die prozentuale Durchmesserabnahme während der Systole ($\%SV_{DRV}$) sich während der PEEP-Beatmung nicht änderte (Tabelle 20 und Abb. 18).

Ein typisches Kontraktionsmuster des RV vor PEEP war eine *Zunahme* des Querdurchmessers des RV in der frühen Systole ($\%SL_{DRV}$). Dies galt v. a. für Tiere mit intaktem RV ($\%SL_{DRV}$ 2,0 ±1,3 %; (Tabelle 20). Diese protosystolische Durchmesserzunahme vor PEEP war ab PEEP-Stufe 15 signifikant auf 0,6 ±0,7 % vermindert.

Ein weiteres charakteristisches Merkmal des DRV vor PEEP-Beatmung war die Verkürzung des Durchmessers auch nach dem Ende der Systole. Die postsystolische Verkürzung ($\%PV_{DRV}$) vor PEEP betrug im Mittel 2,1 %. Auch dieses Kontraktionsmuster wurde durch PEEP bei Stufe 10 ($\%PV_{DRV}$ 0,9 ±0,9 %) und Stufe 15 ($\%PV_{DRV}$ 0,5 ±0,7 %) verändert. Sowohl $\%SL_{DRV}$ als auch $\%PV_{DRV}$ normalisierten sich nach Beendigung der PEEP-Beatmung.

Tabelle 20: Systolische und diastolische Durchmesseränderungen des rechten Ventrikels der Gruppen I - IV während PEEP, Gruppen s. Tabelle 1

Gruppe		Meßzeitpunkte				
		PEEP 0	PEEP 10	PEEP 15	PEEP 20	nach PEEP
$\%SV_{DRV}$	I	6,9 ±3,0	6,4 ±1,6	6,2 ±1,8	6,2 ±2,4	6,3 ±1,8
	II	8,7 ±4,6	8,5 ±4,4	10,2 ±3,2	8,7 ±3,0	7,9 ±5,5
	III	9,7 ±5,2	9,9 ±5,1	10,4 ±7,1	9,1 ±6,9	11,2 ±9,1
	IV	7,7 ±3,0	9,4 ±3,0	7,2 ±4,3	9,9 ±6,1	7,1 ±5,2
$\%SL_{DRV}$ *	I	1,7 ±1,9	1,5 ±1,1	1,6 ±1,5	0,8 ±0,8	1,6 ±1,4
	II	2,2 ±0,8	1,7 ±1,3	0,9 ±0,9	0,3 ±0,3	1,8 ±0,9
	III	0,2 ±0,3	0,8 ±0,9	0,2 ±0,2	0,6 ±0,6	0,9 ±1,8
	IV	1,3 ±0,8	2,4 ±1,8	1,0 ±1,5	1,0 ±1,1	3,0 ±2,4
$\%PV_{DRV}$ **	I	1,1 ±0,5	0,7 ±0,7	0,8 ±0,5	1,4 ±1,4	2,4 ±2,3
	II	2,0 ±2,0	1,2 ±1,1	0,7 ±0,8	0,7 ±1,6	1,7 ±2,8
	III	2,1 ±1,3	0,9 ±1,3	0,5 ±1,0	0,4 ±0,9	0,9 ±1,3
	IV	3,3 ±3,3	0,7 ±0,8	0,1 ±0,2	0,0 ±0,0	2,0 ±2,9

* H_0^{PEEP}: $p<,01$ ($H_0^{P\,15}$: $p<,01$); $H_0^{RCA^*PEEP}$: $p<,05$ (H_0^{RCA}: $p<,05$ für P 0)

** H_0^{PEEP}: $p_{hf}<,01$ ($H_0^{P\,10}$,$H_0^{P\,15}$: $p<,01$)

PEEP hat somit eine äquivalente Zunahme des enddiastolischen und endsystolischen Querdurchmessers des RV zur Folge (Abb. 18), während gleichzeitig charakteristische Kontraktionsmuster wie protosystolische Durchmesserzunahme und postsystolische Durchmesserverkürzung während höherer PEEP-Stufen nicht mehr nachweisbar sind.

4.2.2.2 Linker Ventrikel

Der septal-laterale und der anterior-posteriore Durchmesser des LV zeigten während PEEP ein grundsätzlich unterschiedliches Verhalten.

Septal-lateraler Durchmesser des linken Ventrikels

Die vorgenommene Unterscheidung des enddiastolischen und maximalen, vom endsystolischen und minimalen Durchmesser eines Ventrikels findet ihre Begründung hauptsächlich im Verhalten des septal-lateralen Durchmessers des LV. Während das Verhalten dieser Größen bei allen anderen Durchmessern weitgehend parallel erfolgte, ergaben sich für den DLV_{sl} bemerkenswerte Unterschiede.

Tabelle 21: Septal-laterale Durchmesser des linken Ventrikels der Gruppen I - IV während PEEP, Gruppeneinteilung s. Tabellen 1 und 14

Gruppe		Meßzeitpunkte				
		PEEP 0	PEEP 10	PEEP 15	PEEP 20	nach PEEP
DSL_{max}[*]	I	52,0 ±5,0	51,0 ±5,2	49,7 ±5,3	48,2 ±5,1	53,2 ±3,5
[mm]	II	49,1 ±3,0	48,4 ±3,1	47,3 ±3,0	45,5 ±2,9	49,2 ±3,0
	III	43,5 ±4,7	42,6 ±5,0	42,0 ±4,9	39,6 ±5,9	43,4 ±5,0
	IV	48,2 ±5,6	47,5 ±4,6	47,0 ±4,9	46,0 ±5,6	48,7 ±6,7
DSL_{min}[**]	I	45,9 ±5,4	45,2 ±5,6	43,8 ±6,0	42,5 ±5,9	47,2 ±4,7
[mm]	II	45,4 ±3,2	44,7 ±3,0	43,3 ±2,8	40,8 ±3,2	45,5 ±3,1
	III	38,7 ±5,5	37,8 ±5,7	36,9 ±6,4	35,0 ±5,3	38,4 ±6,6
	IV	44,8 ±4,6	43,9 ±4,6	43,0 ±5,0	41,9 ±5,3	44,6 ±4,7
DSL_{ed}[***]	I	51,9 ±5,0	50,8 ±5,2	49,2 ±5,5	47,6 ±5,5	53,0 ±3,6
[mm]	II	48,8 ±2,9	47,7 ±3,0	46,2 ±3,3	43,2 ±3,3	48,8 ±2,9
	III	43,1 ±4,9	41,5 ±4,7	40,0 ±4,6	36,7 ±5,3	43,0 ±5,1
	IV	46,9 ±5,5	46,1 ±4,7	45,1 ±4,9	43,3 ±5,9	47,1 ±5,5
DSL_{es}[****]	I	46,2 ±5,6	45,6 ±5,6	44,6 ±5,6	43,5 ±5,6	47,5 ±4,8
[mm]	II	45,5 ±3,2	45,2 ±3,1	44,6 ±2,7	43,5 ±3,0	45,6 ±3,1
	III	39,2 ±5,3	39,0 ±5,5	38,4 ±5,7	37,0 ±5,4	39,1 ±6,0
	IV	45,2 ±4,5	44,6 ±4,7	44,4 ±4,8	43,8 ±5,0	44,9 ±4,4

[*] H_0^{PEEP}: $p<{,}001$ ($H_0^{P\,10}$,$H_0^{P\,15}$,$H_0^{P\,20}$: $p<{,}01$)

[**] H_0^{PEEP}:$p_{hf}<{,}001$ ($H_0^{P\,10}$,$H_0^{P\,15}$,$H_0^{P\,20}$: $p<{,}01$)

[***] H_0^{RCA}: $p<{,}05$ ($p<{,}05$ für P 0,P 10,P 15,P 20,nP);
        H_0^{PEEP}: $p_{hf}<{,}001$ ($H_0^{P\,10}$,$H_0^{P\,15}$,$H_0^{P\,20}$: $p<{,}01$)

[****] H_0^{PEEP}: $p_{hf}<{,}001$ ($H_0^{P\,10}$,$H_0^{P\,15}$,$H_0^{P\,20}$: $p<{,}01$)

Die 4 Versuchsgruppen unterschieden sich nicht bezüglich des maximalen (DSL_{max}), minimalen (DSL_{min}) und endsystolischen (DSL_{es}) Durchmessers des LV. Im Gegensatz dazu war der enddiastolische Durchmesser des LV (DSL_{ed}) in den Gruppen mit ligierter RCA zu allen Meßzeitpunkten signifikant kleiner als in den Gruppen mit intaktem RV (Tabelle 21).

Stufenweise Erhöhung von PEEP bewirkte eine schrittweise Abnahme aller septal-lateralen Durchmesser des LV. Diese Durchmesseränderungen während PEEP waren unabhängig vom Zustand der RCA bzw. des Perikards. Der DSL_{max} nahm von 48,3 ±5,1 mm zum Zeitpunkt P 0 auf 47,5 ±5,1 mm bei P 10, 46,6 ±5 mm bei P 15 auf 44,9 ±5,5 mm bei P 20 ab. Entsprechend verringerte sich DSL_{min} von 43,8 ±5,1 mm über 43,1 ±5,2 mm und 41,9 ±5,4 mm auf 40,1 ±5,4 mm bei der höchsten PEEP-Stufe. Sowohl DSL_{max} als auch DSL_{min} kehrten nach PEEP (DSL_{max} 48,7 ±5,4 mm, DSL_{min} 44,1 ±5,5 mm) auf das Ausgangsniveau zum Zeitpunkt P 0 zurück (Tabelle 21).

Am ausgeprägtesten waren die Veränderungen des septal-lateralen Durchmessers zum Zeitpunkt der Enddiastole (DSL_{ed}) (Abb. 18): er nahm stufenweise, bei P 20 um 10,5%, ab. Die Änderungen des endsystolischen Durchmessers waren dagegen weniger ausgeprägt.

Die im Vergleich zur Verminderung des DSL_{es} deutlich stärkere Abnahme des DSL_{ed} während PEEP (Abb. 18) hatte eine signifikante Verschlechterung der systolischen Verkürzung des septal-lateralen Durchmessers ($\%SV_{DSL}$; Tabelle 22) mit jeder PEEP-Stufe zur Folge (P 0: 7,5 ±3,8 %; P 10: 6,2 ±3,5 %; P 15: 4,5 ±4,1 %; P 20: 1,3 ±4,7 %). $\%SV_{DSL}$ nach PEEP unterschied sich mit 7,7 ±3,9 % nicht mehr vom Ausgangswert. Während P 20 war $\%SV_{DSL}$ bei ischämischem RV mit -1,0 ±1,9 % geringer als bei intaktem RV (3,3 ±5,5 %). Vor PEEP-Beatmung und zum Zeitpunkt P 10, verkürzte sich der Durchmesser des LV während der Systole bei offenem Perikard stärker als bei geschlossenem Perikard (Tabelle 22).

Das Ausmaß der protosystolischen Längenzunahme des septal-lateralen Durchmessers des LV ($\%SL_{DSL}$) der Tiere mit intakter und ligierter RCA unterschied sich zu allen Meßzeitpunkten signifikant (Tabelle 22). $\%SL_{DSL}$ vor PEEP betrug bei intakter RCA nur 0,4 ±0,4 %, bei Ischämie des RV dagegen 2,0 ±1,1 %. Zum Zeitpunkt P 10 lauteten die entsprechenden Werte 1,0 ±0,9 vs. 2,8 ±1,0 %, zum Zeitpunkt P 15 1,8 ±1,5 vs. 4,6 ±2,1 %, zum Zeitpunkt P 20 3,7 ±3,3 vs. 7,2 ±3,2 %. Somit führte PEEP zu einer stufenweisen Zunahme von $\%SL_{DSL}$ in allen Gruppen von im Mittel 1,1 ±1,1 % vor PEEP auf 1,9 ±1,3 % zum Zeitpunkt P 10, 3,1 ±2,3 % zum Zeitpunkt P 15 und 5,3 ±3,6 % zum Zeitpunkt P 20. Die systolische Durchmesserzunahme nach PEEP unterschied sich mit 1,3 ±1,7 % nicht mehr von derjenigen vor PEEP.

Über diese protosystolische Durchmesserzunahme hinaus bewirkte PEEP außerdem stufenweise eine stärkere postsystolische Verkürzung des Durchmessers des LV ($\%PV_{DSL}$). Die 4 Gruppen unterschieden sich dabei in ihrem Verhalten während PEEP nicht (Tabelle 22). $\%PV_{DSL}$ nahm zum Zeitpunkt P 0 von 0,8 ±0,8 % über 1,6 ±1,6 % auf 3,1 ±3,0 % bei P 15 und 4,7 ±3,3 % bei P 20 zu. Die postsystolische Durchmesserverkürzung während PEEP war in

Gruppe I am geringsten ausgeprägt; $\%PV_{DSL}$ unterschied sich im Mittel nach PEEP (0,8 $\pm$1,9 %) nicht mehr vom Wert zum Zeitpunkt P 0.

Tabelle 22: Systolische und diastolische Änderungen des septal-lateralen Durchmessers des linken Ventrikels der Gruppen I - IV während PEEP, Gruppeneinteilung s. Tabellen 1 und 14,

Gruppe		Meßzeitpunkte				
		PEEP 0	PEEP 10	PEEP 15	PEEP 20	nach PEEP
$\%SV_{DSL}$ *	I	11,1 ±3,9	10,4 ±4,0	9,4 ±4,0	8,8 ±3,9	10,6 ±4,4
	II	6,7 ±1,6	5,4 ±1,5	3,3 ±2,8	-0,7 ±1,3	6,5 ±2,3
	III	9,1 ±3,6	6,3 ±3,4	4,3 ±3,9	-0,8 ±1,1	9,4 ±4,3
	IV	3,5 ±2,1	3,3 ±0,8	1,6 ±0,9	-1,3 ±2,7	4,6 ±2,5
$\%SL_{DSL}$ **	I	0,2 ±0,4	0,4 ±0,7	1,0 ±0,9	1,4 ±1,3	0,3 ±0,5
	II	0,6 ±0,4	1,5 ±0,8	2,4 ±1,6	5,4 ±3,3	0,9 ±1,2
	III	1,0 ±0,8	2,6 ±1,2	4,9 ±3,1	7,9 ±3,6	1,0 ±0,7
	IV	2,9 ±0,6	3,0 ±0,7	4,2 ±0,8	6,5 ±2,9	3,1 ±2,6
$\%PV_{DSL}$ ***	I	0,7 ±0,9	1,0 ±1,6	1,9 ±2,5	2,5 ±2,8	0,6 ±1,1
	II	0,3 ±0,4	1,0 ±0,5	3,0 ±3,0	6,2 ±3,2	0,3 ±0,4
	III	1,4 ±1,2	2,9 ±2,5	4,2 ±4,3	5,4 ±3,1	2,0 ±3,8
	IV	0,9 ±0,6	1,7 ±1,3	3,2 ±2,8	4,2 ±3,6	0,6 ±0,8

* H_0^{RCA}: p<,05 (p<0,5 für P 20); H_0^{PERI}: p<,01 (p<,01 für P 0,P 10,nP); H_0^{PEEP}: p_{hf}<,001 ($H_0^{P\,10}$,$H_0^{P\,15}$,$H_0^{P\,20}$: p<,01)

** H_0^{RCA}: p<,001 (p<,05 für P 0,P 20, p<,01 für P 10,P 15); H_0^{PEEP}: p_{hf}<,001 ($H_0^{P\,10}$: p<,05, $H_0^{P\,15}$,$H_0^{P\,20}$: p<,01)

*** H_0^{PEEP}: p_{hf}<,01 ($H_0^{P\,10}$: p<,05, $H_0^{P\,15}$,$H_0^{P\,20}$: p<,01)

Anterior-posteriorer Durchmesser des linken Ventrikels

Im Gegensatz zu den Änderungen des DSL induzierte PEEP deutlich geringere Variationen des anterior-posterioren Durchmessers (DAP). Unterschiede in den ohnehin geringfügigen Änderungen des DAP während PEEP zwischen den Gruppen bestanden nicht. Die Werte aller 4 Gruppen sind deshalb in Tabelle 23 zusammengefaßt. Der mit Hilfe epikardial angebrachter Ultraschallwandler gemessene DAP war im Mittel um 10 mm größer als der DSL. Im Gegensatz zum DSL waren maximaler (DAP_{max}) und enddiastolischer Durchmesser (DAP_{ed}) auch während PEEP nahezu identisch. Entsprechend war keine relevante protosystolische Durchmesserzunahme ($\%SL_{DAP}$) zu verzeichnen. Gleiches gilt für den endsystolischen (DAP_{es}) und minimalen (DAP_{min}) Durchmesser. Eine postsystolische Durchmesserverkürzung ($\%PV_{DAP}$) fand während PEEP nicht statt. DAP_{max}, DAP_{min}, DAP_{ed} und DAP_{es} veränderten sich während PEEP nichtsignifikant. Alle 4 Parameter waren nach PEEP gering gegenüber ihrem Ausgangswert (P 0) vergrößert (Tabelle 23). Die einzige Auswirkung von PEEP war eine signifikante Verstärkung der systolischen Verkürzung des DAP

($\%SV_{DAP}$) zum Zeitpunkt P 20 mit 6,6 $\pm$2,1 %. Der entsprechende Wert vor PEEP betrug 5,6 $\pm$1,5 %. Die nur geringfügigen Variationen des DAP während PEEP beweisen, daß es sich bei den am DSL zu beobachtenden Phänomenen nicht um globale Änderungen der Ventrikelgeometrie, z. B. infolge Herzfrequenzsteigerungen oder Hypovolämie, handeln kann.

Tabelle 23: Anterior-posteriore Durchmesser, und systolische und diastolische Durchmesseränderungen des linken Ventrikels während PEEP. Die Gruppen I - IV (n = 12) sind wegen $H_0^{I,II,III,IV}$: p>,01 zusammengefaßt, Gruppeneinteilung s. Tabellen 1 und 14

	Meßzeitpunkte				
	PEEP 0	PEEP 10	PEEP 15	PEEP 20	nach PEEP
DAP_{max}[*] [mm]	58,1 $\pm$5,5	58,3 $\pm$5,3	58,2 $\pm$5,1	58,5 $\pm$5,2	58,7 $\pm$5,6
DAP_{min}[**] [mm]	54,6 $\pm$5,3	54,7 $\pm$5,2	54,6 $\pm$5,2	54,6 $\pm$5,3	55,2 $\pm$5,5
DAP_{ed}[***] [mm]	58,0 $\pm$5,4	58,2 $\pm$5,3	58,2 $\pm$5,1	58,5 $\pm$5,2	58,6 $\pm$5,5
DAP_{es}[****] [mm]	54,8 $\pm$5,4	54,9 $\pm$5,3	54,7 $\pm$5,2	54,6 $\pm$5,4	55,3 $\pm$5,5
$\%SV_{DAP}$[*****]	5,6 $\pm$1,5	5,7 $\pm$1,5	6,0 $\pm$1,4	6,6 $\pm$2,1	5,7 $\pm$2,1
$\%SL_{DAP}$	0,2 $\pm$0,5	0,1 $\pm$0,2	0,0 $\pm$0,1	0,0 $\pm$0,2	0,2 $\pm$0,3
$\%PV_{DAP}$	0,2 $\pm$0,4	0,3 $\pm$0,4	0,2 $\pm$0,5	0,0 $\pm$0,7	0,2 $\pm$0,2

[*] $H_0^{0,nP}$:p<,05
[**] $H_0^{0,nP}$:p<,05
[***] $H_0^{0,nP}$:p<,01
[****] $H_0^{0,nP}$:p<,05
[*****] H_0^{PEEP}:p_{hf}<,05; $H_0^{P\,20}$:p<,05

4.2.3 Zusammenhänge zwischen Ventrikelgeometrie und Hämodynamik

Die Zunahme von DRV einerseits und die Abnahme des DSL während PEEP andererseits legen nahe, einen Zusammenhang zwischen den Änderungen beider Durchmesser zu vermuten. Die Regressions- und Korrelationsanalyse unter Verwendung der Änderungen aller 22 Wertepaare des DRV_{ed} bei PEEP 20 als unabhängiger Variabler (δDRV_{ed}) und den Änderungen des DSL_{ed} als abhängiger Variabler (δDSL_{ed}), ergab eine lineare Beziehung beider Größen der Art:

$$\delta DSL_{ed} = 2,05 - 1,33 \cdot \delta DRV_{ed}; \quad r = -0,596, \ p < 0,01.$$

Daraus läßt sich erkennen, daß die Verkleinerung des DSL_{ed} um so ausgeprägter ist, je mehr DRV_{ed} zunimmt. Bei ausschließlicher Analyse der Versuche mit geschlossenem Perikard (n = 12) ergibt sich eine deutlich engere lineare Assoziation der beiden Durchmesseränderungen mit r = 0,739, was auf eine stärkere Interferenz der Ventrikel bei intaktem Perikard hindeutet.

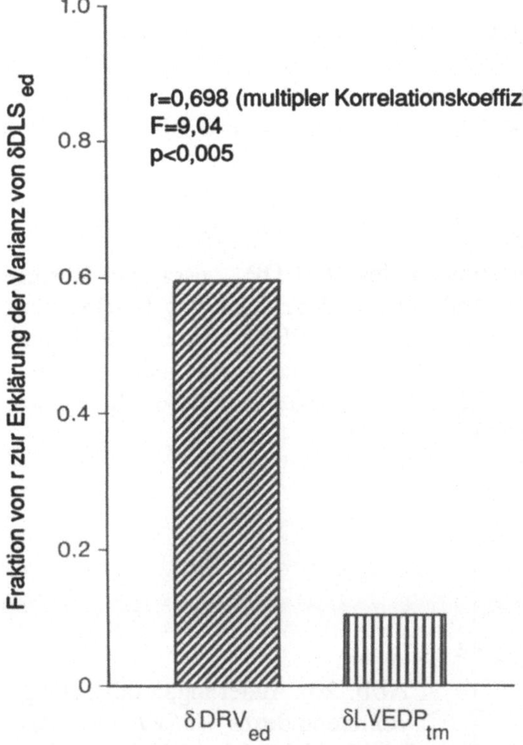

Abb. 19: Multipler Korrelationskoeffizient (*r*) zur Erklärung der Änderungen des enddiastolischen septal-lateralen Durchmessers des LV *(δDSL_{ed})* während PEEP von 20 cm H_2O aus den Änderungen des enddiastolischen Durchmessers des RV *(δDRV_{ed})* und des linksventrikulären enddiastolischen Druckes *(δLVEDP_{tm})*. Der größte Teil der Varianz von *δDSL_{ed}* wird durch *δDRV_{ed}* bestimmt. Die Assoziation der Variablen wird durch zusätzliche Verwendung des $LVEDP_{tm}$ nur geringfügig verbessert

Als weitere Ursache für die Reduktion des DSL muß neben der Vergrößerung des DRV auch das Absinken des $LVEDP_{tm}$ während PEEP in Erwägung gezogen werden. Die multiple Regressionsanalyse mit schrittweiser Elimination unabhängiger Variablen ($δDSL_{ed}$ als abhängige, $δDRV_{ed}$ und $δLVEDP_{tm}$ als unabhängige Variablen) ergibt die Beziehung:

$$δDSL_{ed} = -2{,}14 - 0{,}91 \cdot δDRV_{ed} + 0{,}38 \cdot δLVEDP_{tm}; \quad r = 0{,}698, \; p < 0{,}005.$$

Diese Gleichung besagt, daß die Abnahme des DSL_{ed} während PEEP 20 durch die Zunahme des DRV_{ed}, z. T. aber auch durch das Absinken des LVEDP erklärt werden kann. Der multiple Korrelationskoeffizient, als Maß für die Assoziation der Variablen ist bei Verwendung von $δDRV_{ed}$ und δLVEDP mit r = 0,698 nur geringfügig höher als nach Elimination von LVEDP und ausschließlicher Analyse des Zusammenhangs zwischen DSL_{ed} und DRV_{ed} (r = 0,596; Abb. 19). Somit ist ein entscheidender Beitrag des linksventrikulären Füllungsdruckes für die Abnahme des septal-lateralen Durchmessers während PEEP nicht anzunehmen.

Der $LVEDP_{tm}$ nahm trotz weitgehender Konstanz von $RVEDP_{tm}$ bei PEEP 15 und 20 signifikant ab. Die lineare Regressionsanalyse der Änderungen beider Größen auf den verschiedenen PEEP-Stufen ergab unter Verwendung aller 22 Wertepaare

für PEEP von 10 cm H_2O:

$$\delta LVEDP_{tm} = -0,34 + 1,12 \cdot \delta RVEDP_{tm}; \quad r = 0,594, \quad p < 0,05;$$

für PEEP von 15 cm H_2O:

$$\delta LVEDP_{tm} = -1,14 + 0,56 \cdot \delta RVEDP_{tm}; \quad r = 0,459, \quad p < 0,05.$$

für PEEP von 20 cm H_2O:

$$\delta LVEDP_{tm} = -1,75 + 0,63 \cdot \delta RVEDP_{tm}; \quad r = 0,405, \quad n.s.$$

Während also bei PEEP 10 Änderungen des $RVEDP_{tm}$ noch mit ausreichender Genauigkeit (r = 0,594) die Änderungen des $LVEDP_{tm}$ beschreiben, wird die Assoziation beider Größen bei höheren PEEP-Stufen zunehmend schlechter. Bei PEEP 20 besteht kein linearer Zusammenhang mehr zwischen beiden Größen; das bedeutet, daß PEEP eine Dissoziation der Beziehung zwischen den Füllungsdrücken von LV und RV bewirkt.

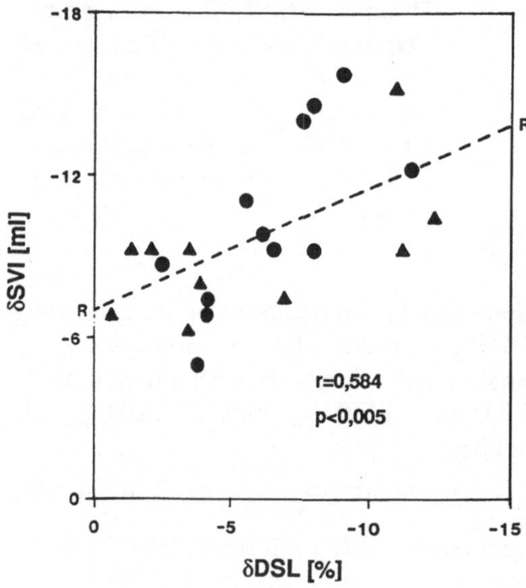

Abb. 20: Änderungen des Schlagvolumenindexes *(δSVI)* in Abhängigkeit von Änderungen der systolischen Verkürzung des septal-lateralen Durchmessers des LV bei PEEP von 20 cm H_2O. Die Verschlechterung der systolischen Verkürzung ist linear mit einer Abnahme des Schlagvolumens assoziiert. ● Versuche mit geschlossenem Perikard, ▲ Versuche mit offenem Perikard, *R* Regressionsgerade

Der Abfall des Schlagvolumens bei steigenden PEEP-Stufen geht neben einer Verminderung von DSL_{ed} auch mit einer Abnahme der systolischen Verkürzung des DLV_{sl} (SV_{DSL}) einher. Die Änderungen des Schlagvolumens während PEEP

20 lassen sich als lineare Funktion der Änderungen der systolischen Durchmesserverkürzung wie folgt beschreiben:

$$\delta\text{SVI} = -6{,}48 + 0{,}50 \cdot \delta\text{SV}_{\text{DSL}}; \quad r = 0{,}584, \quad p < 0{,}05.$$

Es besteht somit eine signifikante lineare Beziehung zwischen der geringeren systolischen Durchmesserverkürzung des DSL und der Abnahme des Schlagvolumens während PEEP 20 (Abb. 20).

Bei ausschließlicher Verwendung der Datenpaare aus Versuchen mit geschlossenem Perikard (n = 12) lautet die Gleichung der Regressionsanalyse:

$$\delta\text{SVI} = -4{,}45 + 0{,}87 \cdot \delta\text{SV}_{\text{DSL}}; \quad r = 0{,}699, \quad p < 0{,}01.$$

Der höhere Korrelationskoeffizient $r = 0{,}699$ bedeutet eine bessere Assoziation beider Größen. Der Regressionskoeffizient ($b_1 = 0{,}87$) weist darauf hin, daß bei Tieren mit intaktem Perikard jede Verschlechterung der systolischen Verkürzung des Querdurchmessers von einer stärkeren Abnahme des Schlagvolumens begleitet ist als bei Analyse aller Versuche ($b_1 = 0{,}50$).

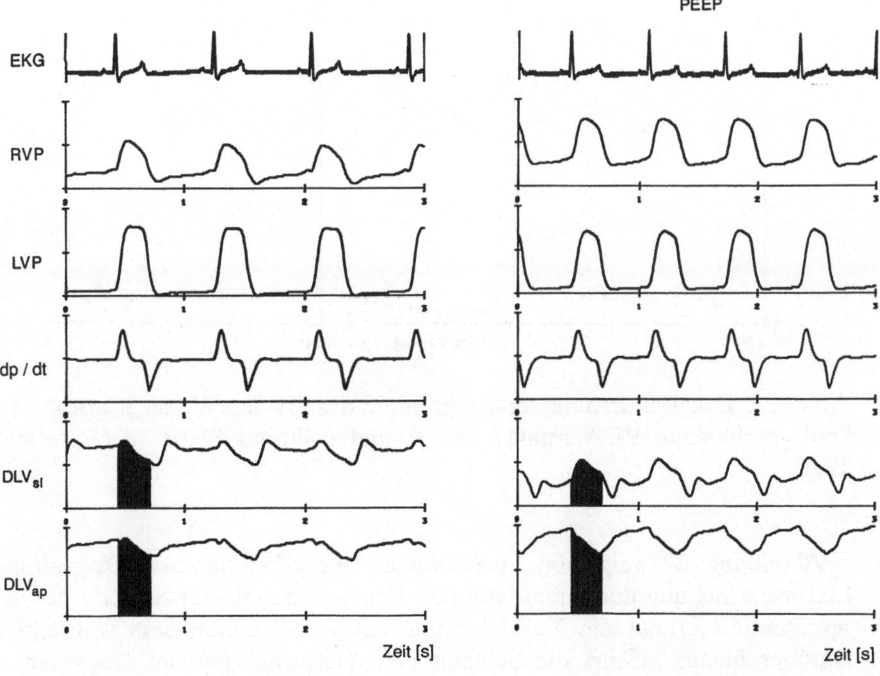

Abb. 21: EKG, Ventrikeldrücke *(RVP, LVP)*, septal-lateraler *(DLV$_{sl}$)* und anterior-posteriorer Durchmesser des LV *(DLV$_{ap}$)* vor und während PEEP. Das systolische Intervall ist markiert. Vor PEEP verkürzen sich *DLV$_{sl}$* und *DLV$_{ap}$* in der Systole gleichsinnig. Während PEEP ist der *DLV$_{sl}$* insgesamt verkleinert und erfährt eine protosystolische Längenzunahme, während der *DLV$_{ap}$* unverändert bleibt

4.2.4 Dynamische Ventrikelgeometrie

Abbildung 21 enthält eine Originalaufzeichnung der intraventrikulären Drücke
und der Durchmesser des LV vor und während Beatmung mit PEEP. Ohne
PEEP verkürzen sich sowohl DLV_{sl} als auch DLV_{ap} während der Systole.
Während PEEP, erkennbar an höherem Niveau des RVP, erfährt ausschließlich
DLV_{sl} eine Verkleinerung, DLV_{ap} bleibt dagegen unverändert. Darüber hinaus
wird durch die Kennzeichnung des systolischen Intervalls deutlich, daß DLV_{sl}
während PEEP in der frühen Systole deutlich zunimmt und, verglichen zum
enddiastolischen Durchmesser, während der Systole keine relevante Verkürzung
mehr erfährt.

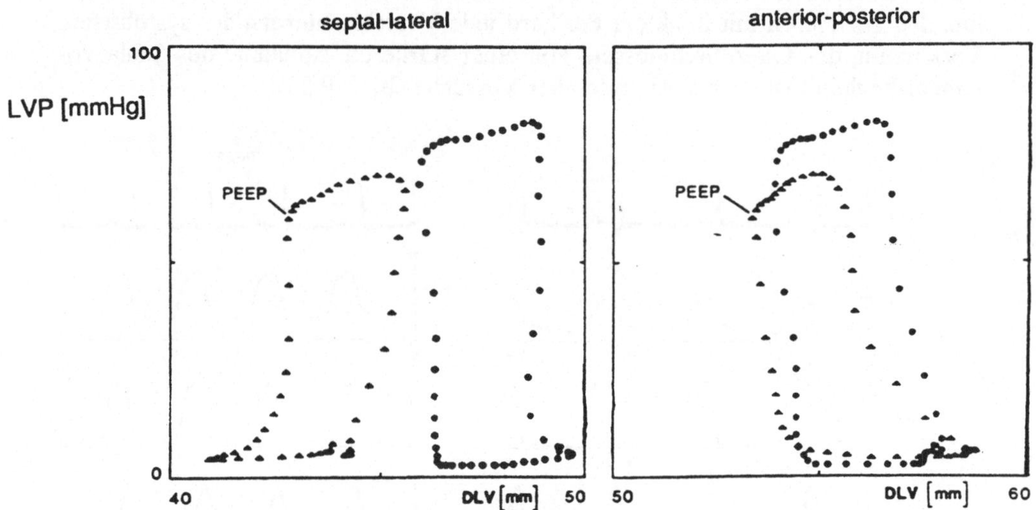

Abb. 22: Druck-Durchmesser-Diagramme des LV der Versuchsgruppe II (Perikard geschlossen, RCA intakt) vor ● und während PEEP ▲ (Einzelheiten s.
Text)

Abbildung 22 zeigt die zugehörigen Druck-Durchmesser-Diagramme. Die
Linksverschiebung der septal-lateralen Druck-Durchmesser-Schleife durch PEEP
repräsentiert erneut die Verkleinerung des s.-l.-Durchmessers während PEEP.
Darüber hinaus erfährt die Schleife eine Deformierung: im Gegensatz zu der
geringfügigen Abnahme des DLV_{sl} in der frühen Systole vor PEEP nimmt der
septal-laterale Durchmesser während PEEP-Beatmung bis zu einem maximalen
Durchmesser zu; erst dann beginnt die ventrikuläre Auswurfphase. Am Ende der
isovolumetrischen Relaxationsphase, in der sich normalerweise keine Änderungen
des DLV_{sl} ergeben, nimmt dieser unter PEEP-Bedingungen deutlich ab. Danach
schließt sich die ventrikuläre Füllungsphase an.

In deutlichem Gegensatz dazu stehen die Veränderungen der a.-p.-Druck-Durchmesser-Schleife. Hier bewirkt PEEP keine Verkleinerung des enddiastolischen Durchmessers, dagegen wird die systolische Verkürzung eher verstärkt. Eine dem DLV_{sl} entsprechende Durchmesserabnahme in der Relaxationsphase ist nicht zu beobachten.

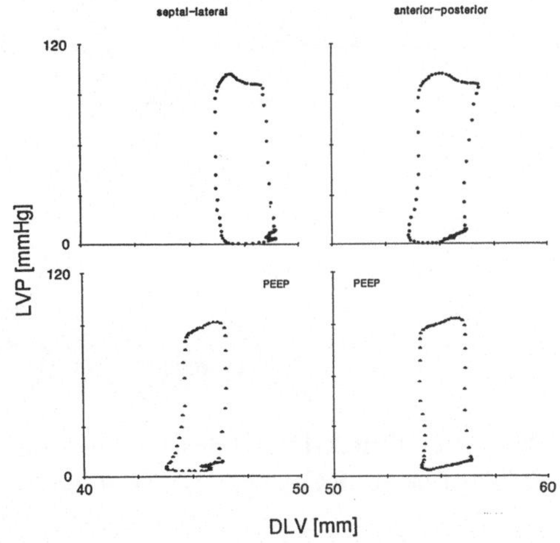

Abb. 23: Druck-Durchmesser-Diagramme des LV der Versuchsgruppe I (Perikard offen, RCA intakt) vor ● und während PEEP ▲ (Einzelheiten s. Text)

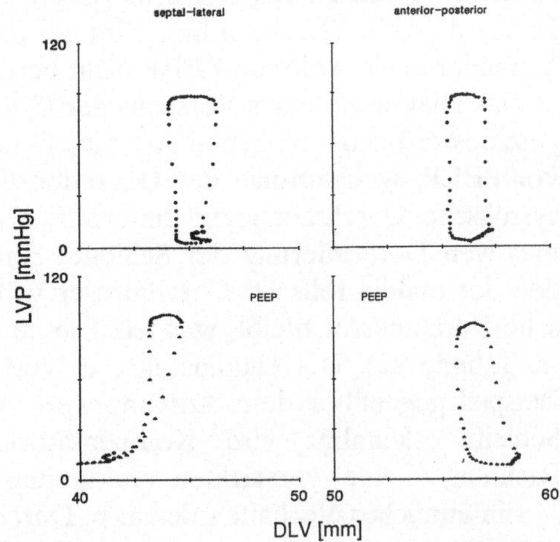

Abb. 24: Druck-Durchmesser-Diagramme des LV der Versuchsgruppe IV (Perikard geschlossen, RCA ligiert) vor ● und während PEEP ▲ (Einzelheiten s. Text)

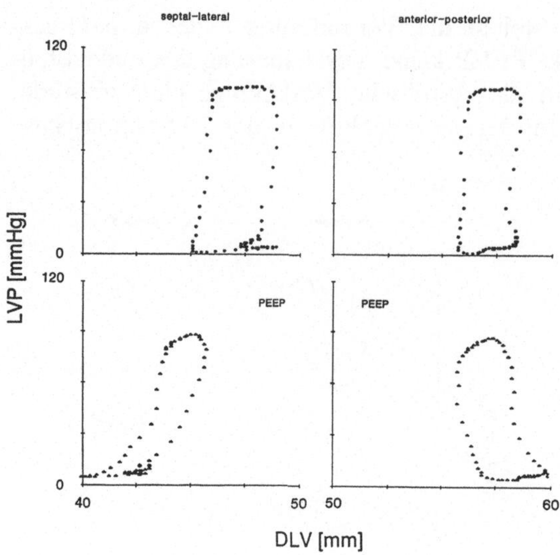

Abb. 25: Druck-Durchmesser-Diagramme des LV der Versuchsgruppe III (Perikard offen, RCA ligiert) vor ● und während PEEP ▲ (Einzelheiten s. Text)

Die Deformierungen der Druck-Durchmesser-Diagramme waren nicht unter allen Versuchsbedingungen gleich ausgeprägt. Wie Abb. 23 aus einem Versuch mit intakter RCA und offenem Perikard zeigt, bewirkt die Beatmung mit PEEP auch hier eine Linksverschiebung der septal-lateralen Druck-Durchmesser-Schleife, jedoch ist die Deformierung wesentlich geringer als bei geschlossenem Perikard (Abb. 22). Auch hier wird der anterior-posteriore Durchmesser von den Veränderungen während PEEP nicht betroffen.

Das Diagramm eines Versuchs der Gruppe IV (Abb. 24; RCA ligiert, Perikard geschlossen) zeigt ein septal-laterales Druck-Durchmesser-Diagramm, das bereits vor PEEP, wohl infolge der Dilatation des RV nach RCA-Ligatur, eine proto-systolische Durchmesserzunahme aufweist. Während PEEP kommt es zu einer massiven Deformierung der Schleife. Aus der Abbildung wird auch erkennbar, daß der enddiastolische Durchmesser während PEEP *größer* als der endsystolische Durchmesser bleibt, was letztlich zu einem negativen Wert von %SV$_{sl}$ führt (s. Tabelle 22). Der enddiastolische Wert von DLV$_{ap}$ nimmt dagegen in diesem Beispiel gegenüber dem Ausgangswert zu, was an der Rechtsverschiebung der Schleife erkennbar wird. Kompensatorisch kommt es in anterior-posteriorer Richtung zu einer verstärkten Verkürzung in der frühen Systole.

Ein ähnliches Verhalten des a.-p.-Durchmessers ist in Abb. 25 erkennbar. Die septal-laterale Druck-Durchmesser-Schleife zeigt auch hier bereits vor PEEP eine geringfügige protosystolische Verlängerung. Es handelt sich um einen Versuch mit offenem Perikard und ligierter RCA (Gruppe III).

Linksverschiebung und Deformierung der septal-lateralen Druck-Durchmesser-Schleife sind charakteristisch für die Änderung der dynamischen Ventrikelgeometrie während PEEP. Abbildung 26 macht deutlich, daß die

Verschiebung und Deformierung der Druck-Durchmesser-Schleifen zwar bei der höchsten PEEP-Stufe am ausgeprägtesten, jedoch nicht auf diese beschränkt sind. Bereits bei PEEP von 10 und 15 cm H_2O bestehen qualitativ gleiche Veränderungen.

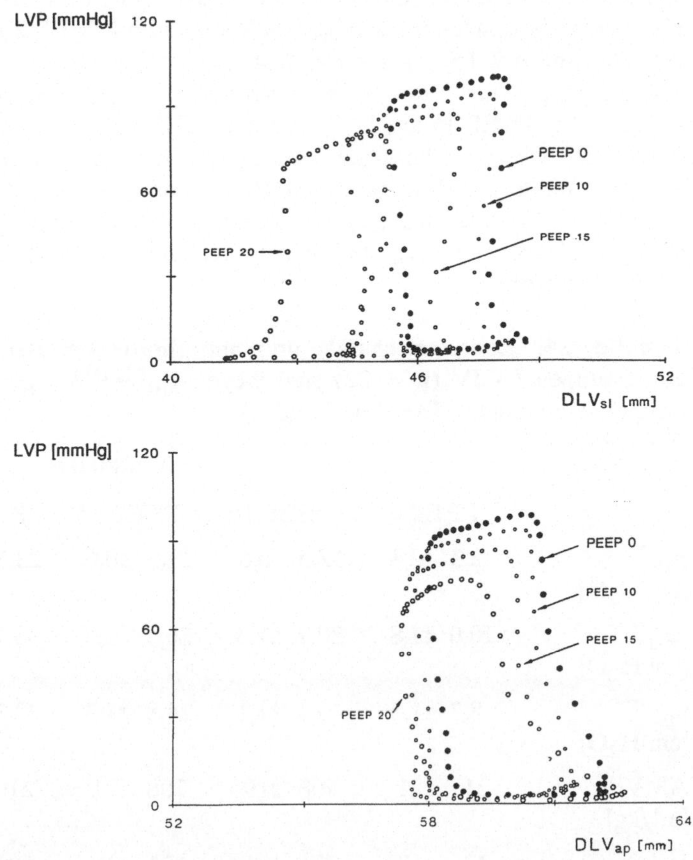

Abb. 26: Druck-Durchmesser-Diagramme des LV bei verschiedenen PEEP-Stufen. Die Linksverschiebung und Deformierung der septal-lateralen Druck-Durchmesser-Schleife *(DLV$_{sl}$)* im Sinne einer paradoxen Septumbewegung werden mit jeder Erhöhung des endexspiratorischen Druckes deutlicher. Die anterior-posterioren Druck-Durchmesser-Schleifen *(DLV$_{ap}$)* zeigen dagegen eine verstärkte Durchmesserverkürzung in der isovolumetrischen Kontraktionsphase

4.2.5 Lungenmechanik

Die Änderungen der Parameter der Lungenmechanik während PEEP waren in allen Gruppen gleich ausgeprägt. Tabelle 24 zeigt deshalb die Mittelwerte aus den

4 Versuchsgruppen. Die Tiere wurden dem Protokoll entsprechend während der gesamten Meßperiode mit dem vor PEEP optimierten Atemzug- und Atemminutenvolumen beatmet. Infolge der stufenweisen Erhöhung des endexspiratorischen Druckes stieg der Atemwegsmitteldruck bei PEEP um das 4,4fache, bei PEEP 15 um das 6,7fache und bei PEEP 20 um das 9,3fache an. Der Atemwegsspitzendruck (p_{max}) nahm während PEEP 20 um das 2,4fache und der Plateaudruck (p_{plat}) um das 2,9fache zu. Die Compliance von Lunge und Thorax (C_{stat}) wurde durch PEEP von 10 cm H_2O nicht verändert, verringerte sich aber bei PEEP 15 um 17 % und bei PEEP 20 um 33 % gegenüber dem Wert vor PEEP. Der intrathorakale Druck (p_{th}), der vor und nach PEEP-Beatmung negative Werte annahm, stieg mit PEEP stufenweise auf das 3,4fache (P 10), 5,4fache (P 15) und das 6,9fache (P 20) an. Sein Anstieg war damit deutlich geringer als der des p_{aw} und betrug im Mittel nur 75 % der Erhöhung des Atemwegsdruckes.

Tabelle 24: Lungenmechanik und intrathorakaler Druck während PEEP. Die Gruppen I - IV (n = 22) sind wegen $H_0^{I,II,III,IV}$: p>0,1 zusammengefaßt, Gruppeneinteilung s. Tabellen 1 und 14

	Meßzeitpunkte				
	PEEP 0	PEEP 10	PEEP 15	PEEP 20	nach PEEP
p_{aw} * [cm H_2O]	2,3 ±0,4	12,5 ±0,6	17,6 ±0,6	23,7 ±0,9	2,3 ±0,4
p_{max} ** [cm H_2O]	10,0 ±1,8	20,7 ±1,3	26,4 ±1,5	33,7 ±2,6	9,8 ±1,9
p_{plat} *** [cm H_2O]	8,3 ±1,5	19,1 ±1,1	24,8 ±1,3	32,2 ±2,1	7,9 ±1,4
AMV [ml/kg]	211 ±21	208 ±19	208 ±21	210 ±19	222 ±26
V_t [ml]	376 ±58	376 ±51	371 ±49	372 ±53	398 ±58
C_{stat} **** [ml/cm H_2O]	46 ±8	42 ±7	38 ±6	31 ±5	51 ±9
p_{th} ***** [mm Hg]	-0,8 ±1,3	1,9 ±1,4	3,5 ±1,4	4,7 ±1,4	-0,7 ±1,3

* H_0^{PEEP}: p<,001 ($H_0^{P\ 10}$,$H_0^{P\ 15}$,$H_0^{P\ 20}$: p<,01)
** H_0^{PEEP}: p<,001 ($H_0^{P\ 10}$,$H_0^{P\ 15}$,$H_0^{P\ 20}$: p<,01)
*** H_0^{PEEP}: p<,001 ($H_0^{P\ 10}$,$H_0^{P\ 15}$,$H_0^{P\ 20}$: p<,01)
**** H_0^{PEEP}: p<,01 ($H_0^{P\ 15}$,$H_0^{P\ 20}$: p<,05)
*****H_0^{PEEP}: p_{hf}<,001 ($H_0^{P\ 10}$,$H_0^{P\ 15}$,$H_0^{P\ 20}$: p<,001)

4.2.6 Kontrollvariablen und Transfusionsvolumen

Hb, Hkt, Plasmanatrium und Plasmakalium der Tiere der 4 Versuchsgruppen zu den Meßzeitpunkten vor PEEP, während PEEP 20 und nach PEEP unterschieden sich nicht (Tabelle 25).

Tabelle 25: Kontrollvariablen der Gruppen I - IV während PEEP. Die Na^+- bzw. K^+-Werte der Gruppen I - IV sind wegen $H_0^{I,II,III,IV}$: n.s. zusammengefaßt

	Gruppe	Meßzeitpunkte		
		PEEP 0	PEEP 20	nach PEEP
Hb	I	9,9 ±1,3	9,7 ±1,8	9,7 ±1,6
[g/dl]	II	9,3 ±1,5	9,5 ±1,0	9,3 ±0,9
	III	9,5 ±0,2	9,4 ±1,0	9,5 ±0,9
	IV	9,3 ±0,8	9,5 ±0,4	9,5 ±0,4
Hkt	I	30 ±4	29 ±5	29 ±4
[%]	II	27 ±4	28 ±4	28 ±3
	III	28 ±1	27 ±2	28 ±3
	IV	27 ±3	28 ±2	28 ±2
Na^+ [mmol/l]	I-IV	147 ±5	146 ±4	146 ±5
K^+ [mmol/l]	I-IV	3,7 ±0,4	3,8 ±0,4	3,7 ±0,5
$p_aO_2{}^*$	I	155 ±17	166 ±13	126 ±31
[mm Hg]	II	128 ±14	143 ±21	133 ±29
	III	148 ±24	171 ±58	132 ±37
	IV	125 ±28	130 ±27	105 ±19
$p_aCO_2{}^{**}$	I	36 ±2	40 ±3	35 ±2
[mm Hg]	II	39 ±4	43 ±5	39 ±5
	III	35 ±3	41 ±5	35 ±4
	IV	35 ±5	41 ±5	34 ±3
pH^{***}	I	7,35 ±0,03	7,31 ±0,02	7,35 ±0,03
	II	7,36 ±0,06	7,31 ±0,05	7,34 ±0,04
	III	7,36 ±0,03	7,30 ±0,04	7,35 ±0,05
	IV	7,35 ±0,03	7,33 ±0,04	7,37 ±0,01

* $H_0^{0,20,nP}$: p<,001; $H_0^{0,20}$: p<,01; $H_0^{0,nP}$: p<,05

** $H_0^{0,20,nP}$: p<,001; $H_0^{0,20}$: p<,01

*** $H_0^{0,20,nP}$: p<,001; $H_0^{0,20}$: p<,01

Der arterielle pO_2 stieg von 138 ±23 mm Hg vor PEEP auf 151 ±35 mm Hg während PEEP 20 an und fiel nach PEEP auf 125 ±30 mm Hg im Vergleich zum Meßzeitpunkt P 0 signifikant ab. Auch der p_aCO_2 stieg während PEEP 20 auf 41

± 4 mm Hg an (verglichen mit 37 ± 4 mm Hg zum Zeitpunkt P 0) und lag nach PEEP im Normbereich (36 ± 4 mm Hg). Infolge des Anstieges des $p_a CO_2$ kam es wie in Versuchsreihe A zu einem Abfall des pH im arteriellen Blut von im Mittel 7,36 $\pm 0,04$ auf 7,31 $\pm 0,04$ während PEEP 20, gefolgt von einer Normalisierung des pH nach PEEP (7,35 $\pm 0,03$). Alle Kontrollvariablen der 4 Versuchsgruppen und deren Änderungen unterschieden sich nicht (Tabelle 25).

Das Transfusionsvolumen der Gruppen I - IV unterschied sich nichtsignifikant (Tabelle 26). Es betrug im Mittel 7,5 ml/kg KG bei PEEP 10, 10,2 ml/kg KG bei PEEP 15 und 14,3 ml/kg KG bei PEEP 20.

Tabelle 26: Kumuliertes Transfusionsvolumen der Gruppen I - IV während verschiedener PEEP-Stufen

	Gruppe	Meßzeitpunkte		
		PEEP 10	PEEP 15	PEEP 20
Transfusions-	I	9,2 $\pm$2,5	12,3 $\pm$3 9	17,6 $\pm$7,4
volumen	II	5,9 $\pm$1,7	8,5 $\pm$2,5	12,2 $\pm$4,9
[ml/kg KG]	III	8,4 $\pm$4,9	11,6 $\pm$6,2	14,1 $\pm$6,2
	IV	6,9 $\pm$5,8	9,3 $\pm$6,4	13,9 $\pm$7,0

4.3 Versuchsreihe C: Echokardiographie

Die 5 Tiere (18 - 23 kg KG) wurden mit 10,5 $\pm 2,7$ ml Dextran 60/kg KG isovolämisch hämodiluiert. Der Hkt vor der Beatmung mit PEEP betrug 29 ± 2 %, das Transfusionsvolumen in Analogie zu den Versuchsreihen A und B bei PEEP von 10 cm H_2O 8 ml/kg KG, bei PEEP von 15 cm H_2O 10,5 ml/kg KG und bei PEEP von 20 cm H_2O 14,5 ml/kg KG.

4.3.1 Ventrikeldurchmesser und Querschnittsflächen

Die echokardiographisch gemessenen Ventrikeldurchmesser geben die Distanz gegenüberliegender *Endo*kardkonturen an und sind daher in ihren Absolutwerten nur bedingt mit den Werten vergleichbar, die mit dem Ultraschall-Laufzeitverfahren gemessen werden. Der DSL_{ed} des LV nahm während PEEP deutlicher als in Versuchsserie B zum Meßzeitpunkt P 15 um 22 %, zum Meßzeitpunkt P 20 um 32 % ab (Tabelle 27).

Tabelle 27: Echokardiographisch gemessene enddiastolische und endsystolische Durchmesser des linken und rechten Ventrikels während PEEP (n = 5)

		Meßzeitpunkte			
		PEEP 0	PEEP 10	PEEP 15	PEEP 20
DSL_{ed}[*]	[mm]	35,6 ±2,3	32,0 ±2,6	27,6 ±2,1	24,2 ±2,6
DSL_{es}[**]	[mm]	25,6 ±1,9	24,4 ±3,0	23,8 ±3,3	21,4 ±1,5
DAP_{ed}[***]	[mm]	45,6 ±1,1	43,8 ±3,1	42,2 ±2,9	34,8 ±2,4
DAP_{es}[****]	[mm]	31,4 ±1,9	28,8 ±2,8	29,4 ±1,9	28,2 ±3,0
DRV_{ed}[*****]	[mm]	13,6 ±2,8	16,2 ±2,9	17,4 ±2,9	17,0 ±2,9
DRV_{es}[******]	[mm]	8,6 ±1,8	12,6 ±2,2	11,8 ±2,6	12,2 ±1,6

[*] H_0^{PEEP}: p<,001 ($H_0^{P\,15,P\,20}$: p<,01)
[**] H_0^{PEEP}: p<,05 ($H_0^{P\,20}$: p<,05)
[***] H_0^{PEEP}: p_{hf}<,01 ($H_0^{P\,15,P\,20}$: p<,01)
[****] H_0^{PEEP}: p<,05 ($H_0^{P\,10}$: p<,05)
[*****] H_0^{PEEP}: p<,001 ($H_0^{P\,10}$: p<,05, $H_0^{P\,15}$: p<,01)
[******] H_0^{PEEP}: p<,05 ($H_0^{P\,10}$: p<,05)

Die Verringerung des endsystolische Durchmesser (DSL_{es}) war ausschließlich während PEEP 20 signifikant (-16 %). Im Gegensatz zur Versuchsreihe B, wo der epikardial gemessene a.p.-Durchmesser des LV während PEEP unverändert blieb, nahm der DAP_{ed}, endokardial gemessen bei PEEP 15 geringfügig (-7 %), bei PEEP 20 dagegen deutlich (-24 %) ab. Der DAP_{es} nahm bei PEEP 10 um 8 % ab und blieb im weiteren Verlauf unverändert auf diesem Niveau.

Deutlicher als in Versuchsreihe B nahm der DRV_{ed} während PEEP 10 (+19 %) und PEEP 15 (+28 %) zu; er blieb bei der Erhöhung des end-exspiratorischen Druckes auf 20 cm H_2O auf diesem Niveau. Der DRV_{es} vergrößerte sich bei PEEP 10 um 47 % erheblich und änderte sich im weiteren Verlauf nicht mehr signifikant.

Tabelle 28 zeigt die echokardiographisch bestimmten enddiastolischen und endsystolischen Querschnittsflächen und die Reduktion der Querschnittsflächen beider Ventrikel während der Systole. Enddiastolische (FLV_{ed}) und endsystolische (FLV_{es}) Fläche des LV blieben bis PEEP 15 konstant und nahmen beide erst bei der höchsten PEEP-Stufe ab. Die enddiastolische Fläche des RV (FRV_{ed}) vergrößerte sich bei PEEP 10 und 20, während die endsystolische Fläche (FRV_{es}) zwar eine Tendenz zur Vergrößerung zeigte, jedoch ohne daß die Werte das Signifikanzniveau überschritten wurden (p = 0,05). Die fraktionelle Querschnittsflächenabnahme des LV (LVEF) während der Systole verringerte sich bei PEEP 20, der entsprechende Wert des RV (RVEF) erfuhr dagegen keine signifikante Änderungen während PEEP.

Tabelle 28: Echokardiographisch gemessene Querschnittsflächen und Auswurffraktionen des linken und rechten Ventrikels während PEEP (n = 5)

		Meßzeitpunkte			
		PEEP 0	PEEP 10	PEEP 15	PEEP 20
FLV_{ed}[*]	$[cm^2]$	10,6 ±0,6	10,4 ±0,7	10,2 ±0,9	7,6 ±1,0
FLV_{es}[**]	$[cm^2]$	6,0 ±0,6	5,5 ±1,0	5,4 ±0,5	5,0 ±0,6
FRV_{ed}[***]	$[cm^2]$	9,4 ±1,4	10,9 ±0,9	11,1 ±1,9	11,2 ±1,5
FRV_{es}[****]	$[cm^2]$	5,8 ±1,5	6,5 ±2,1	7,7 ±2,3	8,0 ±2,1
LVEF[*****]		0,43 ±,07	0,47 ±,12	0,46 ±,05	0,34 ±,08
RVEF		0,39 ±,09	0,41 ±,17	0,31 ±,15	0,29 ±,14

[*] H_0^{PEEP}: $p < ,001$ ($H_0^{P\,20}$: $p < ,01$)
[**] H_0^{PEEP}: $p < ,05$ ($H_0^{P\,20}$: $p < ,05$)
[***] H_0^{PEEP}: $p < ,01$ ($H_0^{P\,10,P\,20}$: $p < ,05$)
[****] H_0^{PEEP}: $p = ,05$
[*****] H_0^{PEEP}: $p < ,05$ ($H_0^{P\,20}$: $p < ,05$)

4.3.2 Kontraktionsdynamik

Die geänderte Kontraktionsdynamik während PEEP, die bereits in den Druck-Durchmesser-Diagrammen des LV in Versuchsreihe B dokumentiert worden war, konnte mit Hilfe der 2D-TEE verifiziert werden. Abbildung 27 zeigt die Herzkonturen während Beatmung ohne und mit PEEP, jeweils in Enddiastole und Endsystole.

Man erkennt, daß - aufgrund der Volumentherapie - die Querschnittsfläche des RV mit PEEP zugenommen hat. Zugleich wird eine Abflachung des IVS im Bereich des Einflußbahn des RV während PEEP am Ende der Diastole deutlich. Die enddiastolische Verschiebung des IVS nach links und die paradoxe Auswärtsbewegung in Richtung des RV während der Systole werden sichtbar, wenn die Endokardkonturen in Diastole (gepunktete Linien) und in Systole (durchgezogene Linien) nachgezeichnet und übereinander projiziert werden (Abb. 28).

Abbildung 29 zeigt die abnorme Kontraktionsdynamik während PEEP anhand einer seriellen Aufzeichnung echokardiographischer Aufnahmen des Herzens 140 ms und 325 ms nach Beginn der Systole. Durch diese Darstellungsform wird offensichtlich, daß die paradoxe Auswärtsbewegung des IVS in der frühen Systole stattfindet und der Prozeß der Umformung der Ventrikelgeometrie zum Zeitpunkt der Endsystole bereits abgeschlossen ist. Dieser Befund stimmt mit den Ergebnissen der Analyse der Druck-Durchmesser-Diagramme überein. Zusätzlich wird deutlich, daß es sich bei der protosystolischen Durchmesserzunahme des

DSL um eine paradoxe Bewegung des IVS und nicht um eine Auswärtsbewegung der lateralen Wand des LV handelt.

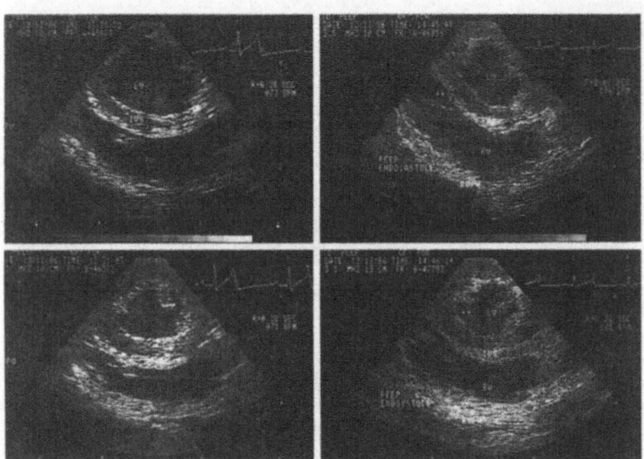

Abb. 27: Echokardiographische Querschnitte in der kurzen Achse des Herzens in Enddiastole *(oben)* und Endsystole *(unten)* vor PEEP *(links)* und während PEEP *(rechts)*. Man beachte die diastolische Abflachung und Linksverschiebung des intraventrikulären Septums im Bereich der Einflußbahn des RV während PEEP und die Zunahme der Querschnittsfläche des RV (Einzelheiten s. Text)

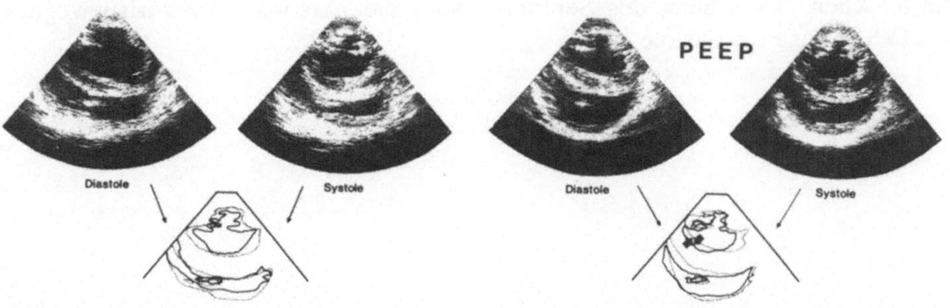

Abb. 28: Echokardiographischer Querschnitt des Herzens vor *(links)* und während PEEP *(rechts)*. Die Endokardkonturen in Diastole *(gepunktete Linien)* und früher Systole (durchgezogene Linien) sind nachgezeichnet und über-einanderprojiziert. Im Gegensatz zu den Konturen vor PEEP erkennt man während PEEP eine paradoxe systolische Auswärtsbewegung des Septums in Richtung des RV

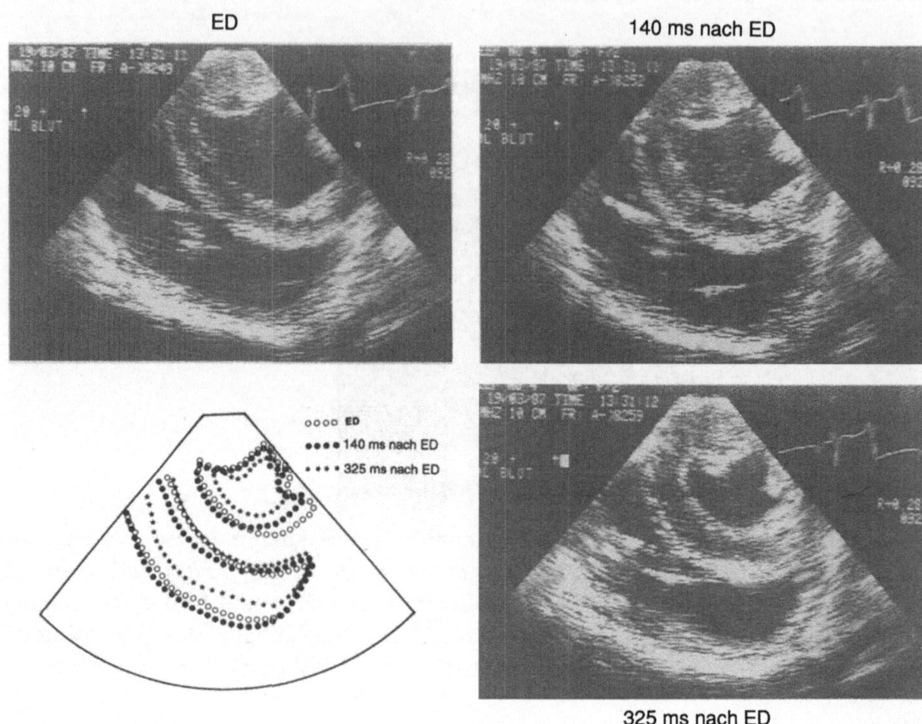

Abb. 29: Kontraktionsdynamik des Herzens während PEEP. Die Endokardkonturen am Ende der Diastole *(ED)*, in der frühen Systole (140 ms nach *ED*)
und am Ende der Systole (325 ms nach *ED*) sind dargestellt. Ausgehend von der
diastolischen Abflachung des Septums findet die paradoxe Auswärtsbewegung
des IVS in der Protosystole statt

5 Diskussion

5.1 Methodik

5.1.1 Versuchstiere und Anästhesieverfahren

Ein Schwerpunkt dieser Arbeit war die Analyse der Funktionsbedingungen des RV während Beatmung mit PEEP. Die Bedeutung einer rechtsventrikulären Ischämie war am besten unter kontrollierten Bedingungen im Tierexperiment zu klären. Die Verwendung von Hunden als Versuchstiere kommt einer Untersuchung zur Bedeutung der Minderperfusion der freien Wand des RV entgegen, da bei dieser Spezies die RCA isoliert diese Myokardregion versorgt [123, 124, 257]. Darüber hinaus ist die Mehrzahl vergleichbarer experimenteller Untersuchungen zu den hämodynamischen Auswirkungen der PEEP-Beatmung an Hunden durchgeführt worden.

Für die Anwendung invasiver Meßtechniken war eine Narkose der Tiere unumgänglich. Grundsätzlich sind kreislaufphysiologische Untersuchungen in Allgemeinanästhesie in ihrer Aussagekraft limitiert. Die meisten Anästhetika beeinflussen die zu messenden hämodynamischen Parameter, entweder durch ihre direkte Wirkung auf die Herzfunktion [204, 299, 343] oder über die Modulation von Reflexen [6]. Insbesondere können die Reaktionen des kardiovaskulären Systems auf endogene und exogene Stimuli gegenüber dem Wachzustand modifiziert sein [229, 389]. Andererseits sind auch Patienten, die wegen schwerer respiratorischer Insuffizienz mit hohem PEEP beatmet werden müssen, sediert und häufig mit Opiaten in hoher Dosierung analgesiert. Bei erheblich verringerter pulmonaler Compliance und bei Beatmung mit langer Inspirationsdauer werden die Patienten in der Regel relaxiert.

Die meisten kreislaufphysiologischen Messungen am Hund wurden und werden in Pentobarbitalmonoanästhesie durchgeführt. Pentobarbital hat in der dabei üblichen Dosierung von 30 - 40 mg/kg KG i.v. erhebliche kardiovaskuläre Nebenwirkungen, wie negative Inotropie, Tachykardie und Erhöhung des peripheren Gefäßwiderstandes [18, 65]. Da Barbiturate in üblicher Dosierung keine analgetische Potenz besitzen [190], ist während der operativen Eingriffe mit einer massiven Stimulation des sympathikoadrenergen Systems zu rechnen.

Aus den zuerst genannten Gründen verwendeten wir zur Induktion der Narkose Pentobarbital nur in reduzierter Dosis. Dieses Vorgehen war durch das Fehlen jeglicher Streßreaktion der Tiere nach Prämedikation mit einem Phenothiazinderivat möglich. Während des Versuchs wurde eine Analgesie durch die Kombination des potenten Opiates Buprenorphin mit N_2O erzielt. Aufgrund der langen Wirkungsdauer von Buprenorphin von ca. 6 h konnte auf eine kontinuierliche Zufuhr verzichtet werden. Eine alleinige hochdosierte Opiatanalgesie mit Piritramid[1] [358] hat sich nach eigenen Erfahrungen nicht bewährt, da trotz Zufuhr von 1,2 mg/kg KG/h unerwartete Aufwachreaktionen auftreten können. Deshalb wurde Pentobarbital als Hypnotikum in niedriger Dosierung kontinuierlich supplementiert. Die gemessenen Veränderungen der Gesamthämodynamik waren dabei denjenigen vergleichbar, die unter vergleichbaren Versuchsbedingungen auch bei alleiniger hochdosierter Opiatanästhesie konstant über 4 h Dauer erzielt werden [358]. Mit der Relaxation sollte verhindert werden, daß durch frustrane spontane Atembewegungen während maschineller Beatmung unkontrollierte Schwankungen des intrathorakalen Druckes auftreten. Das verwendete Muskelrelaxans Alcuronium hatte dabei in früheren Versuchen, verglichen mit dem länger wirksamen Pancuronium, weniger häufig zu Tachykardien geführt.

5.1.2 Hämodilution

Für die Transfusion wurde autologes Blut verwendet, um Unverträglichkeitsreaktionen zu vermeiden. Letztere waren in Vorversuchen, trotz unauffälliger Kreuzprobe, bei der Transfusion von homologem Blut nicht sicher zu verhindern. Ein Volumenersatz während PEEP ausschließlich mit Kolloiden hätte zu einem Absinken des Hämatokrits geführt und damit per se Änderungen des HZV und des SV unabhängig von den PEEP-Effekten induziert.

Der Austausch von Blut und Dextran 60 zu gleichen Teilen erhöht das zirkulierende Blutvolumen um ca. 10 % [236]. Dieser Effekt war zur Kompensation des während der operativen Eingriffe aufgetretenen Blutverlustes erwünscht. Aus den nach Hämodilution gemessenen ventrikulären Füllungsdrucken kann weder eine Hypo- noch eine Hypervolämie der Tiere abgeleitet werden. Eine limitierte normovolämische Hämodilution bis zu Hämatokritwerten von 27 - 29 % wird unter klinischen Bedingungen toleriert bzw. angestrebt [234]. Es resultiert daraus ein Anstieg des HZV, der durch eine Steigerung des SV vermittelt ist [235]. In eigenen Versuchen konnte gezeigt werden, daß der mittlere Gewebe-pO_2 des Myokards des RV bei unverändertem koronarem Perfusionsdruck nach Hämodilution geringfügig ansteigt [107]. Somit kann eine primäre Einschränkung der Pumpfunktion des RV durch Gewebshypoxie infolge Hämodilution ausgeschlossen werden.

---

[1]Dipidolor, Janssen, Neuss.

5.1.3 Statistik

Die angewandten statistischen Tests setzen eine Normalverteilung der Werte voraus, welche bei den gemessenen Parametern in der Grundgesamtheit grundsätzlich als gegeben angenommen werden kann. Allerdings ist diese Bedingung bei kleinen Stichproben nur schwer zu prüfen. Andererseits ist gerade die Varianzanalyse gegenüber Verletzungen dieser Prämisse verhältnismäßig robust [16]. Werte, die offensichtlich nicht normal verteilt waren (wie z. B. die prozentuale systolische Verkürzung), wurden vor der Testung adäquat transformiert [131]. Zwar stehen mit dem Test nach Kruskal-Wallis und nach Friedman nichtparametrische Verfahren zum Vergleich mehrerer unabhängiger bzw. abhängiger Stichproben zur Verfügung [314], doch ist ein verteilungsfreies Analogon zur multifaktoriellen Varianzanalyse für wiederholte Messungen nicht beschrieben worden, weshalb im vorliegenden Fall die rm-ANOVA als adäquater Test gelten kann [400].

Die geringe Fallzahl in einigen Versuchsgruppen erhöht den Fehler 2. Art. Daher muß bei der Interpretation der Ergebnisse auch berücksichtigt werden, daß bei statistisch nichtsignifikanten Änderungen der Meßwerte die Wahrscheinlichkeit, einen tatsächlich vorhandenen Unterschied übersehen zu haben, hoch sein kann [48].

5.1.4 Sonomikrometrie

Die Messung der Laufzeit eines Ultraschallsignals zwischen 2 miniaturisierten Meßwandlern stellt ein seit 2 Jahrzehnten etabliertes Verfahren zur Beurteilung der regionalen Myokardfunktion des LV [52, 108, 135, 136, 197, 223, 302, 323, 374], des RV [124, 245, 275, 281, 288, 293] und des Septums dar [1, 174, 241, 242, 252, 324]. Ebenso sind die Bestimmung der Durchmesser des LV [38, 152, 153, 259, 295, 387, 396] und die beider Ventrikel simultan [55, 260] unter verschiedensten Fragestellungen mit Erfolg durchgeführt worden. Die Genauigkeit und hohe Sensitivität bei der Erkennung abnormer regionaler Kontraktionsmuster haben die Sonomikrometrie inzwischen zum Referenzverfahren für andere, nichtinvasive Verfahren, wie die Echokardiographie, werden lassen [248, 263, 264]. Die Abmessungen und die geringe Masse der Kristalle erlauben eine Implantation an beliebiger Stelle des Herzmuskels, ohne daß die regionale Durchblutung oder der Kontraktionsablauf des umgebenden Myokards entscheidend beeinträchtigt werden [136, 325, 374]. Während die Wandler nach Implantation in die Wand des LV im allgemeinen nicht eigens fixiert werden müssen [135, 146, 197, 374, 375], wurden die Kristalle in der Wand des RV durch je eine Naht gesichert, da anders in der dünnen Muskelschicht eine stabile Lage nach Perikard- und Thoraxverschluß nicht gewährleistet werden konnte. Die mittels MS durchgeführte Analyse des Blutflusses in den Gewebeproben, welche die Kristalle enthalten hatten, ergab, daß die sehr oberflächlich angebrachte Naht den MBF nicht meßbar beeinträchtigt.

Im Gegensatz zum a.-p.-Durchmesser wurde der septal-laterale Durchmesser des LV bisher nur selten gemessen [17, 124, 260, 303, 396], da er die Positionierung eines Meßwandlers im Septumbereich voraussetzt. Verschiedene Verfahren sind hierzu beschrieben worden: die Punktion des Septums von der gegenüberliegenden Wand des LV unter Ausleitung der Zuführungsdrähte über das Cavum und die FW des RV [124], die Inzision der FW und die Ausleitung der Kabel über den LV [303], sowie die Punktion des IVS von der anterioren Herzwand aus [260, 396]. Infolge der größeren Fläche der FW im Bereich der *Einflußbahn* (s. Abb. 11) spiegeln Änderungen des Durchmessers dieser Region am ehesten gleichsinnige Volumenänderungen des RV wieder. Da der Querdurchmesser bewußt an dieser Stelle des RV gemessen werden sollte und um eine Beeinträchtigung der Funktion der FW sicher vermeiden zu können, wählten wir den Zugang zum IVS von der Herzspitze aus.

Die Traumatisierung des Myokards durch den in das Septum eingeführten Kristall war gering. Bei der Sektion des Herzens war ein Stichkanal makroskopisch nicht zu identifizieren; der Kristall war im mittleren Wanddrittel des Septums in das Myokard fest eingebettet und allenfalls von einer minimalen Einblutung umgeben. Die hochflexiblen und dünnen Zuführungsdrähte erlaubten eine unbehinderte Kontraktion des Septums. Bei einem Tier kam es während der Messungen zur Ausbildung eines Schenkelblockbildes im EKG; dieser Versuch wurde nicht ausgewertet.

Eine *endo*kardiale Fixierung der Kristalle wird zur Durchmesserbestimmung bevorzugt, wenn daraus eine Volumenberechnung des LV erfolgen soll, da durch Elimination von Änderungen der Wanddicke direktere Schlüsse auf das Blutvolumen des Ventrikels möglich sind [17, 38, 124, 152, 153, 199, 303]. Die nicht unproblematische Berechnung des Volumens des LV [351] anhand angenommener geometrischer Modelle war nicht Ziel der vorliegenden Arbeit; daher wurden die Meßwandler (mit Ausnahme des Septumkristalls) epikardial fixiert, wodurch eine zusätzliche Traumatisierung des Herzmuskels vermieden werden konnte.

Durch intraoperative Lagekorrektur unter direkter Sicht- und Durchleuchtungskontrolle wurden die Kristalle in einer transversalen Ebene im mittleren Drittel zwischen Herzbasis und -spitze senkrecht zur langen Herzachse angeordnet. Auch wenn die getroffene Anordnung nicht in jedem Fall der idealen Position (s. Abb. 4) entsprechen konnte, d. h. nicht alle 5 Kristalle in *einer* Ebene bzw. der a.-p.- und s.-l.-Durchmesser des LV exakt senkrecht zueinander lagen, bleiben die getroffenen *qualitativen* Aussagen über die Kontraktionsdynamik und die Daten über die *Änderungen* der Ventrikeldimensionen während PEEP doch valide. Rückschlüsse auf Ventrikelvolumina können v. a. deshalb aus den vorliegenden Daten nur begrenzt gezogen werden, weil keine Wegstrecke in apikobasaler Schnittebene des Herzens gemessen wurde.

5.1.5 Kontraktilitätsparameter

5.1.5.1 Lokale Kontraktilität

Das Kontraktionsmuster der FW des RV ist außerordentlich komplex [105, 275]. In Analogie zur elektrischen Aktivierung, die in der Area praetrabecularis beginnend sich mehr oder weniger radiär über die FW ausbreitet [110], beginnt auch die Kontraktion an der Einflußbahn im Bereich der Herzspitze und setzt sich dann in peristaltischer Bewegung sequentiell in Richtung auf die Ausflußbahn fort [231, 293]. Die Muskulatur der Ausflußbahn kontrahiert sich unter normalen Bedingungen mit einer Verzögerung von 25 - 50 ms [293, 321] (Abb. 30). Abhängig von den aktuellen Nachlastbedingungen kann so ein Teil der Auswurfleistung des RV auch noch während der Relaxation seiner FW stattfinden [281]. Allerdings unterliegen sowohl der Kontraktions- als auch der Relaxationsablauf in verschiedenen Regionen der FW in unterschiedlichem Ausmaß dem Einfluß der sympathikoadrenergen Stimulation [5, 293]. Während Infusion von Noradrenalin wurde eine Umkehr der sequentiellen Kontraktion [5] und bei elektrischer Stimulation des Ganglion stellatum die Entstehung eines intraventrikulären Druckgradienten zwischen Ein- und Ausflußbahn beschrieben [262, 293]. Der Hauptvektor der Kontraktionsbewegung der FW zieht in einer gekrümmten Bahn von der Herzspitze aus über die Einflußbahn hinweg in Richtung Konusregion [231]. Deshalb wurde das Kristallpaar zur Bestimmung der lokalen Kontraktilität parallel zu dieser Hauptbewegungsrichtung in die FW implantiert.

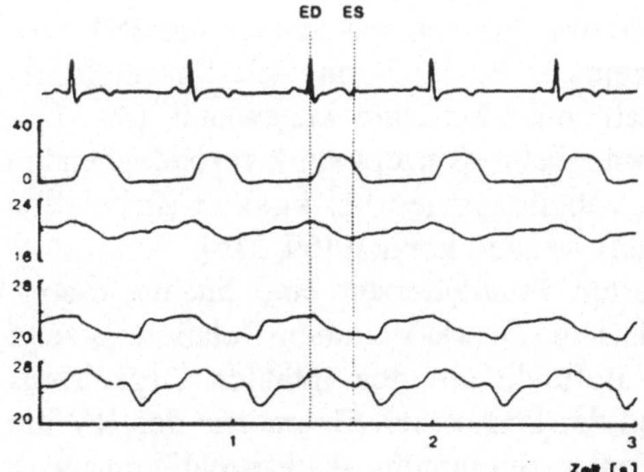

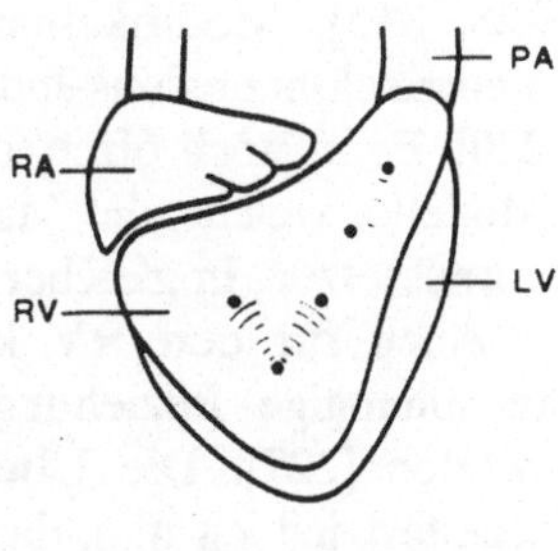

Abb. 30: Aufzeichnung der lokalen Myokardfunktion des RV nach Implantation von 5 Ultraschallkristallen in verschiedenen Regionen der freien Wand (Positionen s. *rechts*). Neben EKG und Druck im RV *(RVP)* sind Längensignale aus dem Einflußtrakt *(E.T.)*, aus der Übergangszone zwischen Ein- und Ausflußtrakt *(E./A.T.)* und dem Ausflußtrakt *(A.T.)* dargestellt. Die systolische Verkürzung des *A.T.* beginnt später als die des *E.T.* und setzt sich auch nach dem Ende der Systole *(ES)* noch fort *(ED* Ende der Diastole; Einzelheiten s. Text)

Die Berechnung der prozentualen systolischen Verkürzung (%SV), der protosystolischen Verlängerung (%SL), der postsystolischen Verkürzung (%PV) und der Verkürzungsgeschwindigkeit (dL/dt) eines Myokardsegments sind übliche Verfahren zur Analyse der regionalen Kontraktionsdynamik [2, 5, 281, 293, 321].

Die Ausflußbahn des RV (Bulbus cordis) repräsentiert phylogenetisch [213], ontogenetisch [172], morphologisch und funktionell [5, 105, 313] eine eigenständige Struktur des RV. Wegen der Beschränkung der vorliegenden Versuchsanordnung auf die regionale Funktion der Einflußbahn können mögliche differente Effekte der PEEP-Beatmung auf die Ausflußbahn nicht ausgeschlossen werden [402].

5.1.5.2 Globale Kontraktilität

Die Beurteilung der Inotropie des Herzmuskels, d. h. die Einschätzung seiner Fähigkeit unabhängig von Herzfrequenz, Vorlast und Nachlast Kraft auszuüben und sich zu verkürzen, ist bei intakter Zirkulation schwierig [184, 310, 331]. Meist gelingt es nur unter gleichzeitiger Einbeziehung mehrerer Meßgrößen, Aussagen über die aktuelle Funktion des Herzens zu treffen [122]. Insbesondere wird die Validität der zahlreichen aus der isovolumetrischen Phase der ventrikulären Druckkurve abgeleiteten Kontraktilitätsindizes kontrovers beurteilt [187, 219, 266, 279, 289, 356, 385].

Der Versuch, den Funktionszustand des rechtsventrikulären Myokards zu quantifizieren, wird weiterhin dadurch erschwert, daß Sensitivität und Spezifität der meisten Kontraktilitätsindizes ausschließlich für den LV systematisch überprüft worden sind [184, 385]. Die von Suga u. Sagawa [317, 365] als lastunabhängiges Kontraktilitätsmaß eingeführte lineare endsystolische Druck-Volumen-Beziehung stellt für den LV wohl den besten Inotropieparameter dar [59, 102, 228, 315]. Modifikationen dieses Konzepts z. B. in Form von Spitzendruck-Ventrikeldimensions-Indizes werden auch am Menschen angewandt [39, 137, 230]. Es ist noch offen, ob diese das ursprüngliche Konzept stark vereinfachenden Modelle, welche die Manipulation der Lastbedingungen bei intakter Zirkulation voraussetzen, in gleicher Weise interpretiert werden können [59, 316].

Auch für den RV konnte am isolierten Hundeherzen eine lineare inotropieabhängige Beziehung der endsystolischen Druck-Volumen-Relation gezeigt werden [227]. Die Übertragung dieser Befunde auf den intakten Organismus scheitert jedoch u. a. daran, daß aufgrund der komplexen Geometrie des RV die einfachen Ansätze zur Berechnung des Ventrikelvolumens aus Einzeldimensionen nicht ohne weiteres anwendbar sind. In der vorliegenden Arbeit wurde der Querdurchmesser des RV im Bereich der Einflußbahn gemessen. Es ist begründet anzunehmen, daß wegen der großen gegenüberliegenden Flächen der FW und des Septums in diesem Bereich Änderungen des Durchmessers von qualitativ gleichsinnigen Änderungen des rechtsventrikulären Volumens begleitet sind. Dennoch können allein aus der Bestimmung des Querdurchmessers quantitative Schlüsse auf das Volumen des RV nicht mit ausreichender Genauigkeit gezogen werden; aus diesem Grunde wurde auch nicht versucht, eine endsystolische

Druck-Durchmesser-Beziehung als Äquivalent einer Druck-Volumen-Beziehung und damit ein Kontraktilitätsmaß abzuleiten.

Gleiches gilt für die Analyse der Myokardsegmentlänge der FW. Zwar wurde kürzlich eine lineare Beziehung dieser Größe zum Kammervolumen des RV beschrieben [245], doch erscheint angesichts der während PEEP-Applikation erheblichen Änderungen des Ventrikeldurchmessers, bei gleichzeitig geringen Änderungen der Segmentlängen der FW, ein ähnlicher Analogieschluß für die vorliegenden Versuchsbedingungen nicht gerechtfertigt.

Die Auswurffraktion des RV (RVEF) als Maß für seine Pumpfunktion unterliegt in weit stärkerem Maß als die des LV dem Einfluß der Nachlast [22, 42]. Mit der modifizierten Thermodilutionstechnik steht neuerdings ein wenig aufwendiges Verfahren zur Bestimmung der RVEF zur Verfügung [171]. Angesichts der Variabilität dieser Größe bereits unter Normalbedingungen [225, 398], ihren Schwankungen während eines Atemzyklus bei maschineller Beatmung [12, 13, 78] und ihrer Nachlastabhängigkeit [246, 393] kann jedoch die RVEF für sich allein nur mit Einschränkungen als Parameter der systolischen Funktion des RV gelten [157].

V_{max}

Diese Zusammenhänge und Überlegungen führten zur Anwendung der aus dem intraventrikulären Drucksignal abgeleiteten Indizes V_{max} und dp/dt_{max} am RV. Der ursprünglich am isolierten Muskel etablierte [355] und aufgrund theoretischer Überlegungen [160, 266] gut begründete Kontraktilitätsparameter V_{max} ist auch am intakten LV [219, 220, 310, 356] und RV [361] anwendbar. Er galt lange Zeit als weniger empfindlich gegenüber Änderungen der Vorlast- und Nachlast als dp/dt_{max} [219, 220, 266], jedoch sind seine Lastunabhängigkeit [279, 289] sowie seine Sensitivität [187] und damit seine Überlegenheit gegenüber anderen Parametern der Kontraktilität in Zweifel gezogen worden [289, 333]; außerdem wurde das zu seiner Bestimmung notwendige Verfahren der Extrapolation kritisiert [385]. Die direkte Übertragung des Konzepts von V_{max} als Kraft-Geschwindigkeits-Beziehung des isolierten Muskels [355] auf das intakte Herz, bei dem nur die Geschwindigkeit der intrakavitären Druckentwicklung analysiert werden kann, erfordert Annahmen über die Geometrie des Herzens [219, 220], die in idealer Weise weder für den LV noch für den RV erfüllt sind. V_{max} des RV erlaubt daher kaum Aussagen über den Absolutwert der Kontraktilität des rechten Herzens und deshalb auch keinen interindividuellen Vergleich der kardialen Leistungsfähigkeit; wohl aber kann aus intraindividuellen Änderungen von V_{max} nach inotroper Intervention auf eine geänderte kontraktile Funktion des Ventrikels geschlossen werden [356, 361].

Ein methodisches Problem bei der Berechnung von V_{max} stellt die definitionsgemäße Beschränkung der Meßpunkte auf die isovolumetrische Phase der Kontraktion dar. Abhängig von der Höhe des diastolischen Pulmonalarteriendruckes betrug die Zeit vom Beginn des schnellen Druckanstiegs im RV bis zur Öffnung der Pulmonalklappe in einigen Fällen nur 30 ms. Die Anzahl der Meßpunkte, die zur Extrapolation auf den entwickelten Druck 0 zur Verfügung standen, war somit begrenzt. Im Gegensatz zum isovolumetrischen Teil der Beziehung von (dp/dt)/p am LV, die oft als nichtlinear beschrieben wird [266, 279, 355], konnte am RV linear extrapoliert werden, ohne daß dadurch die Anpassung der Geradengleichung an die Meßpunkte, verglichen mit einer höhergradigen Kurvengleichung, beeinträchtigt worden wäre.

Allen Parametern der globalen Kontraktilität liegt die Annahme einer homogenen Struktur und Funktion des Ventrikelmyokards zugrunde. Regionale Abweichungen der Wandbewegung werden demzufolge nicht berücksichtigt. Dies gilt in ausgeprägtem Maße für den RV, der aus 2 strukturell und funktionell recht unterschiedlichen Einheiten, der freien Wand und dem Septum, zusammengesetzt ist. Genau aus diesem Grund wurde neben den Parametern der globalen Kontraktilität auch das regionale Kontraktionsverhalten der FW analysiert.

dp/dt_{max}

Die maximale Geschwindigkeit der intraventrikulären Druckentwicklung dp/dt_{max} wird als Kontraktilitätsmaß sowohl des LV als auch des RV angesehen [46, 101, 245, 307, 331, 332, 334, 335]. Die Tatsache, daß sich die Pulmonalklappe nach Aktivierung des RV deutlich früher öffnet als die Aortenklappe nach Aktivierung des LV, limitiert jedoch auch die Anwendung des rechtsventrikulären dp/dt_{max}; bei niedrigem Pulmonalarteriendruck erreicht die Druckanstiegsgeschwindigkeit ihr Maximum erst nach Öffnen der Pulmonalklappe und damit nicht mehr in der isovolumetrischen Phase [256]. Grundsätzlich ist damit eine Voraussetzung für die Validität von dp/dt_{max} nicht mehr gegeben. Allerdings konnten Schmidt u. Hoppe [151] am isolierten Herz-Lungen-Präparat zeigen, daß sich dp/dt_{max} im RV isovolumetrisch und auxoton gemessen gleichsinnig verändern: obwohl die isovolumetrisch gemessenen Werte absolut etwa 10 % höher liegen, ändern sich beide Größen bei inotroper Intervention parallel [151]. Dies bedeutet, daß auxoton gemessene dp/dt_{max}-Werte zur Beurteilung relativer Kontraktilitätsänderungen des RV herangezogen werden können [331]. Davon unberührt bleibt allerdings die, verglichen mit V_{max}, stärkere Vorlastabhängigkeit von dp/dt_{max} [332, 333].

Der ansteigende Teil des Druckpulses des RV repräsentiert nicht allein die Kontraktion seiner freien Wand, sondern auch die Druckentwicklung im LV [256], was in dem häufig biphasischen Verlauf von dp/dt_{max} im RV zum Ausdruck kommt. Der Beitrag der Kontraktion des LV zur Generierung des systolischen Druckes im RV wird durch ein verzögertes Auftreten der maximalen Druckanstiegsgeschwindigkeit bei asynchroner Erregungsausbreitung infolge Rechts- bzw. Linksschenkelblock deutlich [98]. dp/dt_{max} spiegelt also neben der Effektivität der Kontraktilität der FW auch die Beteiligung des IVS an der Druckentwicklung im RV wider und kann somit als echter Parameter der globalen kontraktilen Funktion des RV angesehen werden.

5.1.6 Microspheremethode

Seit ihrer Erstbeschreibung durch Rudolph u. Heyman 1967 [312] ist die Messung des regionalen Blutflusses mit Hilfe radioaktiv markierter Microspheres zu einem

Standardverfahren in der experimentellen Medizin geworden. Die in der vorliegenden Arbeit angewandte Technik ist mehrfach im Detail diskutiert worden (u. a. bei [25, 145, 336]), so daß an dieser Stelle nicht erneut darauf eingegangen werden soll. Die Validität des in dieser Versuchsserie angewandten Verfahrens zur Entfaltung des Spektrums der Radionuklide wurde geprüft (s. 3.5.7).

Besondere Berücksichtigung fanden mögliche Fehlerquellen der Methode. Theoretische und experimentelle Ergebnisse zeigen, daß die Genauigkeit der MS-Methode entscheidend von der Zahl der MS und nicht von der Radioaktivität in der Gewebeprobe bzw. der Referenzprobe abhängt [336]. Der RV erhält üblicherweise etwa 20 % des gesamten MBF, d. h. etwa 1 % des HZV. Bei mindestens $2 \cdot 10^6$ injizierten MS bedeutet dies im Mittel 1250 MS pro Gewebeprobe, eine Zahl die weit über dem kritischen Wert von 400 MS pro Probe liegt [49]. Entsprechende Überlegungen gelten für die Anzahl der MS in der arteriellen Referenzprobe. Durch die vergleichsweise hohe Aspirationsrate von 13,1 ml/min durch einen großlumigen Katheter wurde darüber hinaus eine mögliche systematische Unterschätzung des MBF bei niedrigem Hkt vermieden [308]. Da eine adäquate Durchmischung des Indikators bis zur Aortenwurzel beim Hund zu zufälligen Fehlern gerade bei der Bestimmung des MBF führen kann [49], wurden die MS in den linken Vorhof injiziert. Neuere Arbeiten belegen, daß bei hoher räumlicher Auflösung (d. h. kleinen Gewebeproben) der MBF regional erheblich variiert [178]. Diese Heterogenität bleibt auch über längere Zeit innerhalb eines Individuums erhalten, während interindividuell deutliche regionale Unterschiede des MBF bestehen [178]. Dieser für beide Ventrikel beschriebene Befund könnte erklären, warum bei Berechnung des mittleren MBF der Regionen der Ausflußbahn des RV die Varianz der gemessenen Werte hoch ist.

5.1.7 Echokardiographie

Die transösophageale zweidimensionale Echokardiographie (2D-TEE) ist ein relativ neues Verfahren [330], das die Möglichkeiten der kardialen Diagnostik sowie der intraoperativen und intensivmedizinischen Überwachung kritisch Kranker wesentlich erweitert [95, 118, 182, 185]. Ein Vorteil der 2D-TEE ist, daß auch bei Patienten, bei denen die konventionelle transthorakale Untersuchung wegen mangelnder Bildqualität nicht sicher verwertbar ist, durch die transösophageale Untersuchung eine Befunderhebung möglich wird. Dies trifft in hohem Maß für beatmete Patienten zu, bei denen wegen der vermehrten Lungenüberlagerung in 25 - 40 % der Fälle keine ausreichende Darstellung des Herzens gelingt [24, 95]. Völlig neue Aspekte ergeben sich durch die Möglichkeit des kontinuierlichen intraoperativen Monitoring der Herzfunktion mittels 2D-TEE [23, 137, 138], insbesondere während Eingriffen, bei denen der Operationssitus eine transthorakale Anlotung nicht erlaubt [354, 376].

Eine Schwierigkeit bei der Quantifizierung echokardiographischer Befunde, die an beatmeten Patienten erhoben wurden, besteht in atemsynchronen Lageänderungen des Herzens innerhalb des Thorax [215]. Um diese Fehlerquelle ausschalten zu können, wurde das flexible Ende der Ösophagussonde am Perikard befestigt, so daß der Schallkopf den Bewegungen des Herzens während In- und Exspiration auch bei erhöhtem intrathorakalem Druck frei folgen konnte. Die vorliegende Versuchsanordnung war daher "transösophageal" nur in dem Sinne, daß die Sonde über den Ösophagus eingeführt wurde, während die Oberfläche des Schallkopfs dem Perikard direkt auflag. Diese Modifikation der transösophagealen Technik bewirkte eine entscheidende Verbesserung der Bildqualität und den Ausschluß von Bewegungsartefakten.

5.2 Ergebnisse

5.2.1 Modell des minderperfundierten rechten Ventrikels

5.2.1.1 Myokarddurchblutung

Um die Bedeutung einer adäquaten Myokarddurchblutung der FW des RV für die globale Ventrikelfunktion während PEEP-Beatmung beurteilen zu können, wurde durch permanente Ligatur der RCA eine selektive Minderperfusion der Einflußbahn des RV induziert (Tabelle 3). Nach Ligatur der RCA lagen im Mittel in keiner der 4 Regionen der FW Durchblutungswerte vor, die einer kompletten Ischämie des Myokards entsprechen würden. Mit Blutflußwerten < 0,1 ml/min/g bestanden jedoch in den Gewebeproben aller Einzeltiere eindeutig ischämische Myokardareale. Darüber hinaus konnte in Vorversuchen durch Messung des epikardialen Gewebe-pO_2 mit der Platinmehrdrahtelektrode nach Kessler u. Lübbers [176] gezeigt werden, daß durch den akuten Verschluß der RCA eine regionale Hypoxie (Abb. 31 a) bzw. Anoxie (Abb. 31 b) des Myokards der FW induziert wird.

Im Gegensatz zum Verteilungsmuster der Koronargefäße des Menschen [399], versorgt die RCA beim Hund ausschließlich die freie Wand des RV und den rechten Vorhof [51]. Dagegen ist beim "Rechtsherzinfarkt" beim Patienten eine Beteiligung der FW nur in Verbindung mit einem transmuralen posteroseptalen Infarkt des LV bekannt [158]. Ein Perfusionsausfall, wie er bei akutem RCA-Verschluß des Menschen auftritt, und die klinische Symptomatik des Rechtsherzinfarkts [202, 371], der nahezu immer durch zusätzliche Bewegungsstörungen der inferioren und posterolateralen Wand des LV gekennzeichnet ist [345], war daher nach RCA-Ligatur beim Hund nicht zu erwarten. Für die Beantwortung der Fragestellung der vorliegenden Arbeit war dies auch nicht erforderlich. Ziel dieser Versuche war es *nicht*, die Auswirkungen eines Rechtsherzinfarkts während PEEP zu untersuchen, sondern die Bedeutung einer relativen Minderperfusion der FW des RV als mögliche Ursache der hämodynamischen Nebenwirkungen dieser Form der Beatmung zu klären; die in unserem

Modell realisierte Minderperfusion der dilatierten FW gilt nämlich als mögliche Ursache für die verschlechterte Pumpfunktion des Herzens während PEEP [25, 27, 28, 63, 191, 193].

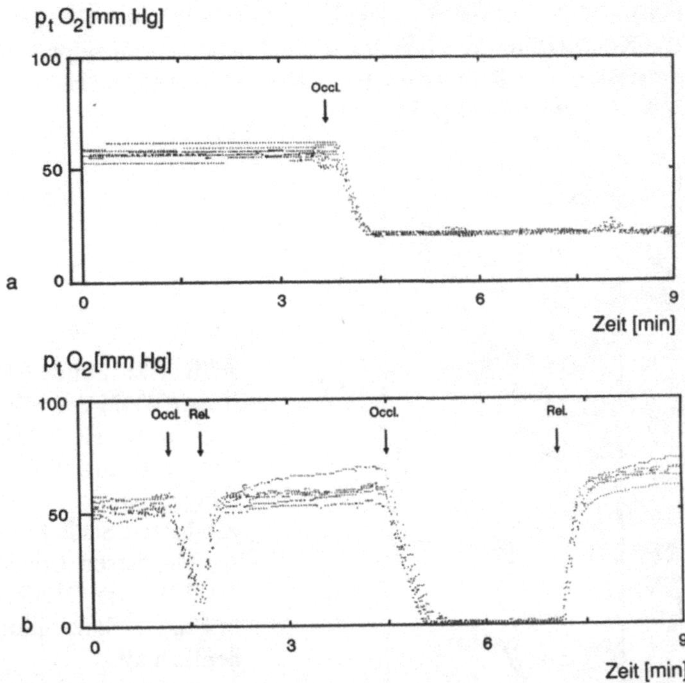

Abb. 31: Epikardialer Gewebe-pO_2 der freien Wand des RV (p_tO_2), gemessen mittels Platinmehrdrahtelektrode vor und nach akutem Verschluß *(Occl.)* bzw. Wiedereröffnung *(Rel.)* der RCA des Hundes. Abhängig von der Position der Elektrode am Rand (a) oder im Zentrum der Ischämiezone (b) fällt der p_tO_2 bis auf Werte zwischen 20 und 0 mm Hg ab. (Aus Forst et al. [107])

Die Abnahme des MBF nach RCA-Ligatur in der Konusregion um 30 % war (statistisch) nichtsignifikant. Die Ursache für diese, verglichen mit den anderen Regionen der FW, geringere Reduktion des MBF muß in der Versorgung der distalen Ausflußbahn durch Äste des R. interventricularis paraconalis (R. interventricularis anterior) der linken Koronararterie gesehen werden. Die nach Ligatur ausgeprägte Varianz der Werte des MBF der Regionen 7 und 8 (Tabelle 3) deutet auf eine individuell unterschiedlich ausgeprägte Kollateralversorgung hin. Es ist nicht anzunehmen, daß eine stärkere Minderung des Blutflusses dieser Region die Ergebnisse entscheidend verändert hätte, da zumindest am LV bereits die lokale Reduktion des MBF um 10 - 20 % eine signifikante Verschlechterung der Myokardfunktion bewirkt [388] und selbst bei einer experimentell induzierten transmuralen Schädigung der gesamten FW des RV das HZV durch Volumenzufuhr noch gesteigert werden kann [126].

5.2.1.2 Kontraktilität des rechten Ventrikels nach RCA-Ligatur

Die Ergebnisse haben gezeigt, daß eine akute Minderdurchblutung des RV zur Dilatation und Verschlechterung des lokalen Kontraktionsverhaltens der FW führt, die Parameter der globalen Kontraktilität des RV jedoch unbeeinflußt läßt. Die Kontraktilität der FW des RV hat demnach für seine systolische Funktion nur untergeordnete Bedeutung. Dies wird durch Analyse einer Druck-Segmentlängen-Schleife verdeutlicht (Abb. 32).

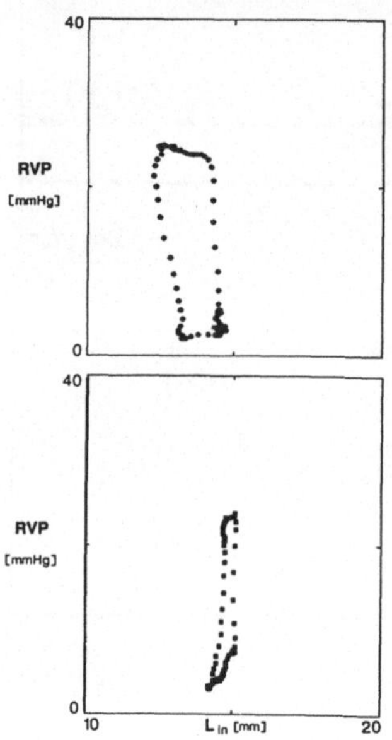

Abb. 32: Druck-Längen-Diagramm der freien Wand des RV vor *(oben)* und nach Ligatur der RCA *(unten)*. Die Fläche der aus intraventrikulärem Druck *(RVP)* und Längensignal der Einflußbahn *(L*in*)* gebildeten Schleife entspricht der lokalen Arbeit dieser Myokardregion. Die von der FW zum Druckaufbau im RV beigetragene Arbeit nimmt infolge Ischämie deutlich ab

Die lokale Arbeit der FW entspricht der Fläche einer durch den Druck im RV und die Segmentlänge gebildeten Schleife. Man erkennt unschwer, daß nach Induktion der Minderperfusion die Fläche der Schleife und damit die von der FW geleistete Arbeit nur noch minimal sind. Die Druckentwicklung bleibt davon unberührt. Damit werden Befunde von Piene u. Covell [275] bestätigt, wonach die FW nur in geringem Maß zur gesamten vom RV geleisteten Arbeit beiträgt. Diese Autoren vermuteten, daß das IVS für die Pumpfunktion des RV von Bedeutung sei. Druck-Durchmesser-Diagramme des LV vor und nach RCA-Ligatur unterstützen diese Annahme (Abb. 33). Während bei intaktem RV der septal-laterale Durchmesser in der isovolumetrischen Phase eine, wenn auch geringfügige Verkürzung erfährt, deformiert die RCA-Ligatur die Schleife im Sinne einer protosystolischen Durchmesser*zunahme* des LV. Diese systolische Konfigurationsänderung des LV kann, vermittelt über das IVS, zur Druckentwicklung im RV beitragen.

Daß umgekehrt eine durch Ischämie eingeschränkte kontraktile Funktion des linksventrikulären Myokards die Druckentwicklung im RV negativ beeinflußt, konnten Santamore et al. [320] am isoliert schlagenden Herzen nachweisen. Voraussetzung für die normale Funktion des RV ist allerdings die Integrität des IVS. So kommen Isner u. Roberts [158] aufgrund von Autopsiebefunden zu dem

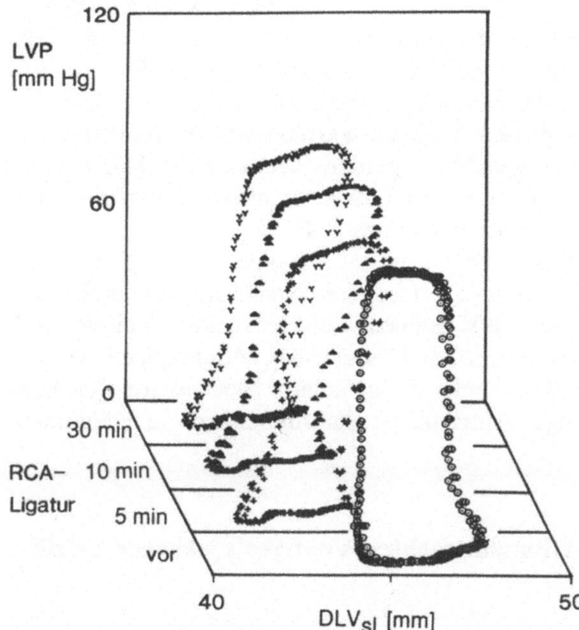

Abb. 33: Druck-Durchmesser-Diagramme des linken Ventrikels vor sowie 5, 10 und 30 min nach RCA-Ligatur. Die Linksverschiebung und Deformierung der Schleife aus Druck (LVP) und septal-lateralem Durchmesser des linken Ventrikels (DLV_{sl}) signalisiert eine geänderte Kontraktionsdynamik des LV infolge der Minderperfusion des RV (Einzelheiten s. Text). (Aus Forst et al. [106])

Schluß, daß das Ausmaß der Beteiligung des Septums am Infarktgeschehen beim Menschen entscheidend für den Grad der rechtsventrikulären Dekompensation ist. In die gleiche Richtung weisen die Befunde von Agarwal et al. [1]; diese Autoren fanden nach isolierter Infarzierung des Ventrikelseptums des Hundes trotz unverändertem Kontraktionsverhalten der FW eine signifikant verminderte Schlagarbeit des RV, nicht aber des LV. Brooks et al. [46] beobachteten eine Verschlechterung der Parameter der globalen rechtsventrikulären Kontraktilität ausschließlich bei antero*septalem* und infero*septalem* Infarkt des LV, nicht jedoch bei anterolateral gelegenem Infarkt. In den vorliegenden Versuchen wurde die Durchblutung der Septumregion durch die Ligatur der RCA nicht beeinträchtigt. Das bedeutet, daß die für die systolische Druckentwicklung im RV entscheidend verantwortliche kontraktile Funktion des IVS erhalten war. Damit wird verständlich, warum die Parameter der globalen Kontraktilität trotz Ischämie der FW unverändert blieben.

SV und HZV fielen nach RCA-Ligatur trotz gestiegener rechtsventrikulärer Vorlast (L_{ed} und RVEDP erhöht) ab. Dieser Abfall des HZV bei unveränderter systolischer Funktion und Kontraktilität des RV (RVP, dp/dt$_{max}$ und V_{max} konstant) muß als Konsequenz der veränderten Kontraktionsdynamik des LV gedeutet werden. Ursache für das geänderte Kontraktionsverhalten ist die Dilatation des RV nach Ischämie und die Verschiebung des IVS in Richtung des LV. Diese Annahme wird durch die Befunde von Goto et al. [124] unterstützt, die nach 2minütiger RCA-Okklusion am Hund bei unverändertem Füllungsdruck des RV eine Abnahme des s.-l.-Durchmessers des LV, nicht jedoch des a.-p.- und des apikobasalen Durchmessers des LV fanden. Die von diesen Autoren bei Tieren mit offenem Perikard beobachtete Reduktion des HZV um 18 % ist mit den Ergebnissen der vorliegenden Untersuchung vergleichbar [116]. Goldstein et al. [123] konnten an Hunden zeigen, daß bei ausgedehnter Infarzierung der FW des RV das enddiastolische Volumen des LV nach Perikardiotomie zunimmt und die hämodynamischen Effekte dadurch gemildert werden. Brooks et al. [47] fanden nach 90 s RCA-Okklusion ebenfalls eine verminderte kontraktile Funktion der FW, allerdings ohne entsprechende Änderungen des HZV.

Die Ergebnisse unserer Untersuchungen bestätigen somit den klassischen Befund von Starr et al. [359], daß unter normalen Nachlastbedingungen die kontraktile Funktion der FW des RV keinen entscheidenden Beitrag zur Aufrechterhaltung der Zirkulation leistet. Als Ursache des geringfügigen Abfalls des HZV nach RCA-Ligatur muß vielmehr die geänderte Kontraktionsdynamik und Compliance des LV in Folge ventrikulärer Interdependenz angenommen werden.

5.2.2 Determinanten der Funktion des rechten Ventrikels während PEEP

5.2.2.1 Vorlast

Die Drosselung des venösen Rückflusses und die dadurch induzierte Abnahme des transmuralen Füllungsdruckes des RV können als gesicherte Ursachen der Reduktion des Auswurfvolumens des Herzens während PEEP angesehen werden [45, 68, 205, 341, 382]. Um den Beitrag möglicher anderer Faktoren zu den hämodynamischen Nebenwirkungen analysieren zu können, war es deshalb Ziel unserer Versuche, die Vorlast des RV durch Transfusion konstant zu halten.

Vorlast ist definiert als Spannung der Herzmuskelfasern am Ende der Diastole. Als ihre beste Näherungsgröße gilt das enddiastolische Ventrikelvolumen. Diese Analogie triff für den LV zu, dessen Form in erster Näherung als Rotationsellipsoid und in zweiter Näherung als Kugel beschrieben werden kann [413]. Ob eine enddiastolische Volumenzunahme auch des RV eine erhöhte Vordehnung *aller* seiner Wandstrukturen zur Folge hat, ist dagegen fraglich: eine Dilatation des RV überwiegend auf Kosten einer Abflachung und Linksverschiebung des

IVS könnte auch einer Abnahme der Vordehnung des Septummyokards entsprechen [324].

Als praktikable und kontinuierlich zu messende Größe der Vorlast wurde in den vorliegenden Versuchen der transmurale Füllungsdruck des RV konstant gehalten. Dabei mußte nachteilig in Kauf genommen werden, daß die Bestimmung der Füllungsdrücke Änderungen der ventrikulären Compliance nicht erfaßt. Trotzdem gelang es offensichtlich, die Vorlast der FW konstant zu halten: da sich während PEEP am Ende der Diastole weder der Ventrikeldruck (RVEDP; Tabelle 8), noch die Länge des Muskelsegments der FW (L_{ed}; Tabelle 10) änderten, kann eine unveränderte Vordehnung der FW zu Beginn der Auswurfphase angenommen werden. Bei konstanter L_{ed} der FW bedeutet die Vergrößerung des Querdurchmessers (DRV_{ed}; Abb. 18) und der echokardiographisch bestimmten Querschnittsfläche des RV ($FLRV_{ed}$; Tabelle 27) eine Zunahme des enddiastolischen Volumens des RV (RVEDV) v. a. auf Kosten einer Linksverschiebung des IVS. Über die resultierende enddiastolische Wandspannung des Septums kann, wie bereits ausgeführt, nur spekuliert werden.

Folge der Minderperfusion der FW war eine vergrößerte L_{ed} der FW und ein Anstieg des RVEDP (Tabellen 5 und 6). Trotzdem unterschied sich während PEEP das Verhalten der Füllungsdrücke der Tiere mit ischämischem RV nicht von dem der Kontrollgruppe (Tabelle 8). Wegen der individuellen, am transmuralen Füllungsdruck orientierten Transfusion war dies für diese Parameter nicht zu erwarten. Eine verschlechterte Compliance des Ventrikels infolge der Ischämie seiner Wand hätte ihren Ausdruck in einem verminderten Transfusionsvolumen während PEEP finden müssen. Das Transfusionsbedarf beider Gruppen unterschied sich jedoch nicht statistisch signifikant (Tabelle 13). Das im Mittel bis PEEP von 20 cm H_2O zugeführte Volumen entspricht bei einem 70 kg schweren Menschen einer Transfusionsmenge von 1100 ml und liegt damit in einer Größenordnung, wie sie auch nach klinischer Erfahrung bei Beatmung mit PEEP erforderlich ist, um die Effekte des verminderten venösen Rückstroms auszugleichen.

Die Angaben in der Literatur über das Verhalten des RVEDV bzw. dem RVEDV äquivalenter Größen, wie Ventrikeldurchmesser oder -querschnittsflächen während PEEP, sind widersprüchlich. Mehrheitlich wird ohne Volumenzufuhr eine Abnahme des RVEDV bei Applikation von PEEP im Tierexperiment [100, 101, 141, 142, 319], bei Lungengesunden [183, 342, 373] und Patienten mit ARDS beobachtet [79, 216, 280, 395]. Das RVEDV läßt sich durch Volumenzufuhr steigern [79, 141, 142, 290, 319]. Andererseits wird auch über ein unverändertes RVEDV [377] bzw. unveränderte Querdurchmesser [61, 296] des RV, ebenso wie über eine Zunahme des RVEDV [33, 34] bzw. der Querschnittsfläche des RV [163] auch ohne Zufuhr von Volumen berichtet. Neuere klinische Befunde weisen darauf hin, daß die Richtung der induzierten Änderungen des RVEDV wahrscheinlich von der aktuellen Funktion des RV zum Zeitpunkt der PEEP-Applikation abhängt [43, 253, 339] und daß Volumenzufuhr während PEEP das RVEDV sehr wohl über den Wert vor PEEP-Beatmung anheben kann [377].

5.2.2.2 Nachlast

Beatmung mit steigendem endexspiratorischem Druck bei gleichzeitiger Volumenzufuhr bedeutet eine deutliche Erhöhung der Wandspannung des RV während der Systole. Dokumentiert wird dies durch die Zunahme der Segmentlänge der FW (L_{es}; Tabelle 10), des rechtsventrikulären Durchmessers (DRV_{es}; Tabelle 18), sowie der Querschnittsfläche des RV ($FLRV_{es}$; Tabelle 27) am Ende der Systole bei gleichzeitiger Steigerung des transmuralen systolischen Druckes im RV (RVP_{tm}; Tabellen 8 und 15). Außerdem stiegen der transmurale mittlere pulmonalarterielle Druck (PAP_{tm}; Tabelle 9) und der berechnete pulmonale Gefäßwiderstand an (PVR; Abb. 17).

In der Literatur werden in der Regel nur indirekte Parameter der Nachlast des RV wie PAP_{tm} bzw. PVR und nur in Ausnahmefällen das endsystolische Volumen des RV angegeben. Die unterschiedlichen Angaben zu den Effekten von PEEP auf die rechtsventrikuläre Nachlast lassen sich z. T. auf Unterschiede in der untersuchten Spezies, den Versuchsbedingungen (gesunde Lunge, Ölsäureödem, ARDS) oder im Versuchsprotokoll (PEEP-Niveau, Volumenzufuhr) zurückführen. Bei intakter Lunge wird allgemein über eine Zunahme der Nachlast des RV während PEEP im Tierversuch [54, 63, 133, 141, 142, 209, 210, 291, 296, 327, 328] und beim Menschen [33, 183, 216, 283] berichtet. Aber auch eine unveränderte [61, 338, 380] bzw. erniedrigte Nachlast [15, 101] wurde gemessen. Bei experimentell induziertem Lungenödem wird für niedrige und mittlere PEEP-Stufen (< 15 cm H_2O) oft eine Senkung der Nachlast des RV postuliert [367]. Diese Einschätzung muß jedoch differenziert werden: zwar berichten Autoren, die PEEP ohne jede Substitution von Volumen applizierten, über eine unveränderte [280] oder verringerte Nachlast des RV [162, 395], doch finden sich bei Durchsicht der Literatur zahlreiche Hinweise auf eine PEEP-induzierte Erhöhung der Nachlast des RV v. a. beim akuten Lungenversagen [34, 63, 76, 80, 339, 394]. Offensichtlich bewirkt PEEP in jedem Fall eine Erhöhung der Nachlast des RV, sofern seine Effekte auf die Vorlast durch Erhöhung des zirkulierenden Blutvolumens kompensiert werden [27, 79, 162, 216, 290, 291]; dies war auch in der vorliegenden Versuchsanordnung der Fall. Die Höhe des alveolären Druckes ist für die Nachlaständerung mit verantwortlich, da eine unveränderte oder reduzierte Nachlast des RV ausschließlich bei PEEP < 15 cm H_2O gefunden wird [15, 57, 61, 101, 338, 339, 377, 380, 395].

5.2.2.3 Kontraktilität

PEEP beeinträchtigte die lokale kontraktile Funktion der FW, ohne daß sich dadurch die globale Kontraktilität des RV verschlechterte. Die maximale Geschwindigkeit der intraventrikulären Druckentwicklung (dp/dt_{max}) sowie die vom RV geleistete Arbeit nahmen während PEEP sogar zu. Bemerkenswert war, daß die Minderperfusion der FW auch während PEEP-Beatmung praktisch ohne Auswirkungen auf die globale Kontraktilität des RV blieb.

Das Kontraktionsmuster der FW während PEEP war nicht allein durch die Zunahme der endsystolischen Länge (L_{es}) und der daraus resultierenden signifikant verschlechterten systolischen Verkürzung ($\%SV_{FW}$) gekennzeichnet, sondern v. a. durch eine pathologische systolische Längen*zunahme*, was letztlich die stufenweise Vergrößerung der maximal gemessenen Segmentlänge (L_{max}) in der frühen Systole bewirkte (Tabellen 10 und 11). Die absolute Bewegungsamplitude der FW während eines Herzzyklus (L_{max} - L_{min}) wurde durch PEEP dagegen nicht beeinflußt, da sich L_{max} und L_{min} jeweils äquivalent änderten. Unter diesem Aspekt kann die Abnahme von $\%SV_{FW}$ nicht ausschließlich als verschlechterte regionale Myokardkontraktion, sondern auch als Ausdruck einer gestörten Koordination des normalen sequentiellen Kontraktionsablaufs der FW während PEEP interpretiert werden. Diese Annahme wird durch die (statistisch nichtsignifikante) stärkere postsystolische Verkürzung während PEEP bei intakter FW unterstützt (Tabelle 11).

Überraschend war erneut das weitgehend identische Verhalten der intakten und der ischämischen FW: Vor PEEP war zwar die Verkürzung des Muskelsegments bei intakter FW stärker als bei minderperfundierter FW, jedoch verschlechterte sich unter PEEP-Beatmung die $\%SV_{FW}$ auch bei normal perfundierter FW derart, daß sich die $\%SV_{FW}$ beider Gruppen während PEEP nicht mehr voneinander unterschied.

Die unveränderte Verkürzungsgeschwindigkeit (dL/dt) findet ihre Erklärung in dem abnormen Kontraktionsmuster der FW während PEEP. Obwohl bei unveränderter Herzfrequenz der Grad der systolischen Verkürzung der FW - gemessen von Enddiastole bis Endsystole - abnahm, war die für die systolische Verkürzung zur Verfügung stehende Zeit wegen der protosystolischen Längenzunahme geringer, was letztlich zu der unveränderten Verkürzungsgeschwindigkeit während PEEP führte (Abb. 34).

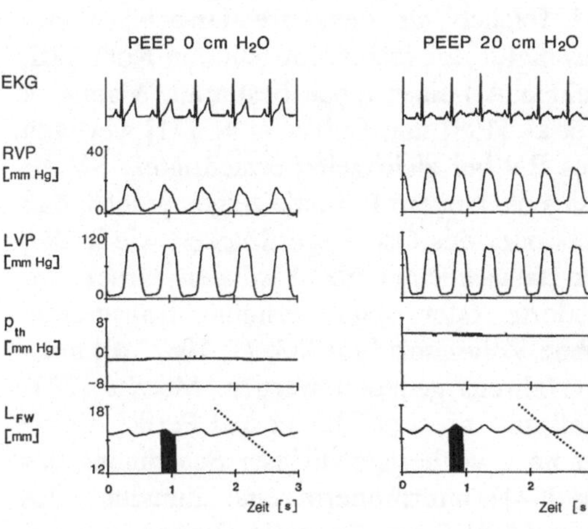

Abb. 34: Originalregistrierung von EKG, Druck im rechten (RVP) und linken Ventrikel (LVP), mittlerem intrathorakalem Druck (p_{th}) und dem Längensignal der freien Wand des RV (L_{FW}) während PEEP von 0 und 20 cm H_2O. Das systolische Intervall von Enddiastole bis Endsystole *(schwarze Linie)* und die Geschwindigkeit der systolischen Verkürzung (dL/dt; *gepunktete Linie*) sind eingezeichnet. Während PEEP zeigt L_{FW} eine protosystolische Verlängerung ($\%SL$) anstelle einer systolischen Verkürzung ($\%SV$); dL/dt bleibt dagegen weitgehend unverändert

Es liegen bisher keine Arbeiten über das regionale Kontraktionsverhalten der FW des RV während PEEP vor. Lediglich in einer Kurzmitteilung wird von Watkins et al. [402] auf eine Abnahme und verminderte Verkürzungsfraktion der Segmentlänge der Einflußbahn während PEEP von 10 und 20 cm H_2O ohne Volumenersatz hingewiesen; in der Ausflußbahn wurden ähnliche Veränderungen nicht beobachtet. Eine vergleichende Wertung der Angaben dieser Autoren [402] mit den vorliegenden Ergebnissen ist kaum möglich: es fehlt eine Beschreibung der Orientierung der Meßstrecken in der FW, zudem sind die Versuchsbedingungen aufgrund der fehlenden Volumensubstitution nicht vergleichbar.

Eine Erklärung für das diskrepante Verhalten der beiden Kontraktilitätsindizes V_{max} (unverändert) und dp/dt_{max} (erhöht) ist die verlängerte isovolumetrische Kontraktionsphase während PEEP. Wie unter 5.1.5.2 ausgeführt, findet der maximale Druckanstieg im RV bei normalen Druckverhältnissen in der Lungenstrombahn bereits in der Auswurfphase statt. Ein erhöhter diastolischer Pulmonalarteriendruck verzögert die Öffnung der Pulmonalklappe, so daß dp/dt_{max} während PEEP in der Regel isovolumetrisch gemessen wird. Anderseits stieg dp/dt_{max} während der höchsten PEEP-Stufe bei intaktem RV um 36 % und bei geschädigtem RV um 38 % an, was deutlich über der Differenz von 10 % zwischen isoton und auxoton gemessenen Werten liegt [151]. Damit wäre nicht nur eine unveränderte, sondern sogar eine Zunahme der globalen Kontraktilität des RV unabhängig vom Zustand seiner FW während PEEP gegeben.

Diese Interpretation der Daten steht im Gegensatz zur Einschätzung von Suter, der eine beeinträchtigte Kontraktilität des RV während PEEP nicht ausschließt [367] und scheinbar im Widerspruch zu Befunden anderer Autoren [25, 27, 28, 33, 63, 71, 193, 198, 210, 237]. Bei kritischer Sicht dieser Arbeiten ergeben sich jedoch auch Anhaltspunkte, die eine andere Bewertung der Meßdaten zulassen.

So postulierten Laver et al. [193] eine mögliche Dysfunktion des RV lediglich aufgrund der szintigraphisch gemessenen Dilatation der Kammer und der vermuteten erhöhten Wandspannung der FW. Beyer et al. [25, 27] bestimmten die Durchblutung des RV und beurteilten die gemessenen Werte angesichts des deutlich erhöhten O_2-Bedarfs des Myokards während PEEP als inadäquat für eine ausreichende Oxygenierung und folglich als denkbare Ursache hämodynamischer Nebenwirkungen [28]. Parameter der rechtsventrikulären Kontraktilität wurden jedoch von keiner der beiden Arbeitsgruppen bestimmt. Manny et al. [210], Cassidy et al. [63], Liebman et al. [198] und Culver et al. [71] werteten erhöhte transmurale Füllungsdrücke des RV bei gleichzeitig erniedrigtem SV als Zeichen eines rechtsventrikulären Versagens. Neuere Befunde zeigen jedoch, daß die Messung des lateralen Pleuradruckes oder des Ösophagusdruckes, wie in den genannten Arbeiten durchgeführt, den tatsächlichen juxtakardialen Druck unterschätzt [109, 214, 215]. Unveränderte oder sogar erhöhte transmurale Füllungsdrücke während PEEP auch ohne Volumenzufuhr [63, 71, 198, 210] müssen demnach als Artefakte des Meßverfahrens gedeutet werden. Metzler [237] fand in einem unphysiologischen Modell mit offenem Thorax und Perikard eine verminderte Kontraktilität des RV nur nach vorheriger diffuser Schädigung des RV und bei hohem PEEP. Henning [141] interpretierte eine Zunahme des RVEDV nach Volumenbelastung während PEEP von 20 cm H_2O ohne entsprechenden Anstieg des SV am Hund als Einschränkung der rechtsventrikulären Kontraktilität. Angaben über die jeweiligen Funktionsbedingungen des LV finden sich jedoch in seiner Arbeit nicht. Schließlich berichtete die Gruppe von Biondi et al. [33, 34, 339] über eine nichtlineare systolische Druck-Volumen-Beziehung des RV von Patienten mit ARDS bei PEEP > 15 cm H_2O und deuteten diesen Befund als eingeschränkte Kontraktilität des RV bei hohem PEEP. Die Autoren lassen dabei außer acht, daß allein aus der Verlagerung eines *einzelnen* Meß-punktes der systolischen Druck-Volumen-Beziehung zwischen einer Änderung der Steigung der linearen systolischen Druck-Volumen-Relation - einer tatsächli-chen Änderung der Kontraktilität entsprechend - und einer Parallelverschiebung dieser Beziehung nicht unterschieden werden kann [102, 315, 316, 366]. Dazu hätte es zusätzlich der Variation der individuellen Lastbedingungen des RV auf jeder PEEP-Stufe und bei jedem Patienten bedurft. Ob die fehlende Linearität der Druck-Volumen-Relation zwischen den PEEP-Stufen 15 und 20 cm H_2O [33, 34, 339] deshalb bereits eine Änderung der Kontraktilität des RV anzeigt, er-scheint angesichts der vorliegenden Daten zumindest fraglich.

Die zitierten Arbeiten enthalten demnach keine gesicherten Hinweise auf eine verminderte Kontraktilität des RV während PEEP, weder bei intakter Lunge im Tierexperiment noch bei Patienten mit ARDS.

Dagegen weisen die Ergebnisse anderer Autoren auf eine uneingeschränkt er-haltene kontraktile Funktion des RV während PEEP hin [76, 101, 214, 216, 280, 290, 377, 395]. In der Studie von Viquerat et al. [395] unterschieden sich die bei Patienten mit ARDS szintigraphisch gemessenen Werte der RVEF vor und während PEEP von 12 cm H_2O nicht. Zum gleichen Ergebnis kamen Potkin et al. [280] und Dhainaut et al. [76] unter Verwendung der gleichen Technik bei stufenweiser Beatmung von ARDS-Patienten mit PEEP bis zu einer Höhe von 20 cm H_2O. Tittley et al. [377] untersuchten Patienten nach selektiven Koronar-bypassoperationen während PEEP von 5, 10 und 15 cm H_2O vor und nach Volumenbelastung mit 250 ml Plasma. Die Werte der szintigraphisch gemessenen RVEF änderte sich unter keiner der gewählten Versuchsbedingungen. Martin et al. [216] wandten an 13 Patienten mit ARDS das Thermodilutionsverfahren zur Bestimmung der RVEF an. Bei 11 dieser Patienten änderte sich die RVEF wäh-rend PEEP bis zu 15 cm H_2O weder mit noch ohne Volumensubstitution. Sechs dieser Patienten wurden mit höherem PEEP bis 25 cm H_2O beatmet, ohne daß sich die RVEF änderte. Zwei andere Patienten der Studie zeigten allerdings bereits bei PEEP von 15 cm H_2O auch ohne Volumensubstitution eine erhebliche Zunahme des RVEDV sowie eine Abnahme der RVEF. Marini et al. [214] erho-ben am Hund bei intakter Lunge Starling-Kurven des RV unter Verwendung ei-nes extrakorporalen venösen Bypass. Sie fanden mit und ohne PEEP von 15 cm H_2O identische Ventrikelfunktionskurven. Ebenfalls am Hund bestimmten Fewell et al. [101] mittels Thermodilutionstechnik identische Werte für die RVEF vor, während und nach PEEP von 12 cm H_2O. PEEP blieb ebenfalls ohne Einfluß auf die isovolumetrischen Kontraktilitätsindizes, darunter dp/dt_{max} [101]. In einer Studie von Qvist et al. [290] war die angiographisch bestimmte RVEF von Hunden mit thrombininduzierter pulmonaler Hypertonie vor PEEP-Beatmung niedriger als die RVEF der Kontrollgruppe. PEEP von 15 cm H_2O

bewirkte keine Änderung der RVEF, weder bei intakter noch bei geschädigter Lunge.

Schließlich deuten die von Dhainaut et al. [79, 80] an Patienten mit ARDS erhobenen szintigraphischen Befunde sogar auf eine gesteigerte Kontraktilität des RV während PEEP hin. Bei PEEP der Stufe 20 cm H_2O und nach Volumensubstitution fanden die Autoren eine *Links*verschiebung der systolischen Druck-Volumen-Beziehung des RV. Für die Wertung dieses Befundes gelten allerdings die gleichen Einschränkungen, die bereits für die von Biondi et al. [33, 34, 339] berichtete *Rechts*verschiebung eines einzelnen Meßpunktes der systolischen Druck-Volumen-Relation geäußert wurden. Als mögliche Erklärungen für den verbesserten Kontraktilitätsindex während PEEP bieten Dhainaut et al. [79, 80] einen gesteigerten Sympathikustonus oder alternativ eine zu niedrige Messung des tatsächlichen juxtakardialen und damit des transmuralen Druckes im RV durch Anwendung der Ösophagusdruckmessung während hoher PEEP-Stufen an.

Rolle des Septums

Eine Stimulation des Sympathikus während PEEP ist auch in den vorliegenden Versuchen nicht auszuschließen. Darüber hinaus bietet sich jedoch eine andere Erklärung dafür an, daß die isovolumetrischen Kontraktilitätsindizes unverändert bleiben oder sogar eine verbesserte kontraktile Funktion des RV signalisieren, obwohl die FW offensichtlich eine verschlechterte bzw. diskoordinierte Kontraktion unter PEEP-Beatmung aufweist: die Unterstützung der systolischen Funktion des RV durch das interventrikuläre Septum.

Die beobachtete Änderung der dynamischen Geometrie des LV während PEEP war durch eine protosystolische *Zunahme* des septal-lateralen Durchmessers des LV gekennzeichnet (%SL_{DSL}; Tabelle 22). Wie die echokardiographischen Aufzeichnungen erkennen lassen (Abb. 28 und 29), handelt es sich bei der Umformung des Ventrikels um eine paradoxe Auswärtsbewegung des Septums während der frühen Systole in Richtung des Cavums des RV. Es ist naheliegend, anzunehmen, daß diese systolische Septumbewegung entscheidend zur Druckentwicklung im RV beiträgt und damit auch Einfluß auf die isovolumetrisch gemessenen Kontraktilitätsindizes nimmt. Die Übernahme eines Teils der Auswurfleistung des RV durch das IVS macht auch verständlich, warum trotz Ischämie und verminderter systolischer Verkürzung der FW die systolische Verkleinerung des rechtsventrikulären Durchmessers (Tabelle 20) und die fraktionelle Querschnittsflächenabnahme des RV (RVEF; Tabelle 28) während PEEP erhalten blieben.

Vorläufige Ergebnisse einer Untersuchung an gesunden Freiwilligen unter 15 cm H_2O CPAP-Atmung [7], in der die Auswurffraktion des RV mittels Radionuklidszintigraphie in verschiedene Wandregionen differenziert wurde, deuten ebenfalls darauf hin, daß während PEEP, ähnlich wie bei körperlicher Belastung, dem Septum ein größerer Anteil an der globalen Auswurfleistung des RV - verglichen mit dem Ruhezustand - zukommt.

Die komplexe Rolle des IVS in Abhängigkeit von den Lastbedingungen beider Ventrikel konnten Molaug et al. [241, 242] im Tierexperiment zeigen. Während eine *Druck*belastung des RV durch Konstriktion der Pulmonalarterie die Muskelfaserlänge der FW erhöht und die des IVS verringert [242], verursacht eine selektive *Volumen*belastung des RV, induziert durch Öffnung eines Shunts zwischen Pulmonalarterie und V. cava, eine Faserlängenzunahme beider Wandteile [241]. Unter *selektiver* Volumenbelastung des RV verhält sich das IVS demnach wie ein Teil des RV. Eine Erhöhung des zirkulierenden Blutvolumens bedeutet dagegen eine Volumenbelastung *beider* Ventrikel und erhöht damit die Vorlast der FW, des Septums und des LV in gleicher Weise [242]. Abhängig von den individuellen Lastbedingungen beider Ventrikel kann sich das IVS somit funktionell sowohl als Teil des LV als auch des RV verhalten. Die Beatmung mit PEEP bei gleichzeitiger Volumenzufuhr kann als komplexe Kombination der vorgenannten Bedingungen angesehen werden, da sie sowohl eine Nachlaststeigerung für den RV induziert, als auch eine - cum grano salis - selektive Volumenbelastung des RV darstellt, da zwar der venöse Rückstrom zum RV und damit dessen Vorlast aufrecht erhalten wird, aber dennoch die Vorlast des LV abnimmt. Letzteres wird durch das diskordante Verhalten von transmuralen Füllungsdrücken, enddiastolischen Querschnittsflächen und Durchmessern beider Ventrikel dokumentiert.

Minderperfusion der freien Wand

Während der Beitrag der FW bei *normaler* Nachlast zur Gesamtfunktion des RV auch nach den Ergebnissen dieser Arbeit als gering eingestuft werden kann, gilt eine Minderperfusion bei *erhöhter* Nachlast des RV als limitierend für die Herzfunktion [329]. Die Ergebnisse dieser Arbeit stützen diese Einschätzung nur zum Teil.

Die Vorstellungen über die kritische Minderperfusion des RV bei akuter Nachlasterhöhung gründen sich auf die Ergebnisse tierexperimenteller Untersuchungen. Fixler et al. [104] bestimmten beim Hund den MBF des RV mit der Microsphermethode und induzierten eine Steigerung der Nachlast durch graduelle Unterbindung der Pulmonalarterie. Als Maß für den aktuellen O_2-Verbrauch des RV diente der Tension-Time-Index des rechten Herzens. Bei "milder" Hypertonie im RV (systolischer RVP 37 mm Hg) stieg der MBF trotz sinkendem koronarem Perfusionsdruck entsprechend dem erhöhten O_2-Bedarf des Myokards an. Bei "mäßiger" Hypertonie (RVP 53 mm Hg) und jetzt signifikant reduziertem Aortendruck und damit erheblich reduziertem koronarem Perfusionsdruck fanden die Autoren keinen adäquaten Anstieg des MBF im RV mehr [104].

An wachen Hunden untersuchten Gold u. Bache [120] den MBF nach akuter Druckbelastung des RV, hervorgerufen durch Drosselung des Blutflusses im Hauptstamm der A. pulmonalis. "Mäßige Konstriktion" bewirkte eine Zunahme des systolischen Druckes im RV bis immerhin 92 mm Hg bei gleichzeitig signifikantem Anstieg des MBF. Erst nach einer als "schwere Konstriktion" bezeichneten Intervention, die zu einem Abfall des mittleren Aortendruckes auf 55 mm Hg und einem Absinken des systolischen Druckes im RV auf 64 mm Hg führte, sank auch der MBF des RV auf Werte ab, wie sie bereits unter Kontrollbedingungen gemessen worden waren. Unter diesen Umständen bewirkte die zusätzliche Konstriktion der Aorta einen Anstieg des Aortendruckes und damit auch eine Normalisierung des MBF und des systolischen Druckes im RV. Obwohl dieses Experiment nach Ansicht der Autoren einen Zusammenhang zwischen der Minderperfusion des RV und dem offensichtlichen Kreislaufversagen nahelegt, können auch andere Schlußfolgerungen aus den Daten gezogen werden, da Gold u. Bache in der gleichen Versuchsreihe nachwiesen, daß der MBF im RV auch bei schwerer Pulmonalarterienkonstriktion durch Adenosin noch um über 100 % gesteigert werden kann, ohne daß dadurch ein ähnlicher Effekt wie durch Aortenkonstriktion erzielt wird [120]. Das Phänomen der bei weitem nicht ausgeschöpften Koronarreserve des RV trotz "kritisch" vermindertem MBF wird mit einer möglicherweise reflexvermittelten koronaren Vasokonstriktion bei akuter Erhöhung der systolischen Last des RV erklärt [120].

Einen vergleichbaren Versuchsaufbau (Microspheres, graduelle Drosselung des Pulmonalarterienflusses) verwendeten Domenech u. Ayuy [84]: sie beobachteten bei Steigerung des systolischen Druckes im RV auf 59 mm Hg trotz Umverteilung des MBF zugunsten des RV eine Zunahme des MBF um nur 16 %. Interessanterweise stieg der MBF bei vorheriger Blockade der α-Rezeptoren durch Phenoxybenzamin und vergleichbarer Erhöhung des systolischen Druckes im RV (51 mm Hg) um 65 % an, was für eine über α-adrenerge Rezeptoren vermittelte koronare Vasokonstriktion bei akuter Druckbelastung sprechen würde.

Die Ergebnisse einer Studie von Vlahakes et al. [397] werden häufig als ein Beweis dafür angeführt, daß die Ischämie des RV die Ursache des Herzversagens bei akuter rechtsventrikulärer Hypertension sei. Auch in dieser Arbeit wurde die Nachlaststeigerung des RV durch graduelle Konstriktion der Pulmonalarterie erzeugt. In einer ersten Stufe bewirkte die Erhöhung des systolischen Druckes im RV auf das Doppelte (54 mm Hg) trotz signifikant vermindertem koronarem Perfusionsdruck einen Anstieg der Myokarddurchblutung um 60 %. Die gesamthämodynamischen Parameter unter diesen Bedingungen wurden von den Autoren als volle Kompensation dieser Intervention gewertet. Erst bei weiterer Konstriktion der Pulmonalarterie, einem konsekutiven Abfall des HZV um 49 % sowie des koronaren Perfusionsdruckes um 65 % entwickelte sich ein rechtsventrikuläres Versagen (Anstieg des RVEDP, Abfall des RVP). Die Durchblutung des RV blieb dabei gegenüber dem Ausgangswert vor Konstriktion unverändert. Da es gelang, den Aortendruck, das HZV und den MBF durch Infusion von Phenylephrin wieder herzustellen, schlossen Vlahakes et al. [397] auf eine entscheidende Rolle der Ischämie der FW bei der Pathogenese des rechtsventrikulären Versagen.

Alle genannten Arbeiten [84, 104, 120, 397] zeigen folgende Gemeinsamkeiten:
1) die Nachlasterhöhung wurde durch Konstriktion der Pulmonalarterie induziert,
2) bei Erhöhung des systolischen Druckes im RV bis auf das Doppelte oder Dreifache des Ausgangswertes erfolgte eine adäquate Adaptation der Perfusion der FW,
3) ein Versagen der Pumpfunktion des RV war regelmäßig mit einem kritischen Abfall des mittleren Aortendruckes vergesellschaftet,
4) die Wiederherstellung normaler Perfusionsdrücke war niemals auf den RV beschränkt, sondern umfaßte auch das Myokard des IVS und des LV.

Offensichtlich handelt es sich bei der Konstriktion der Pulmonalarterie um ein Modell der Nachlasterhöhung, das die Bedingungen, wie sie beim akuten Lungenversagen und während PEEP-Beatmung vorliegen, nicht zu simulieren vermag.

Qualität der Nachlasterhöhung

Für die Auswurfleistung des RV entscheidend ist die Eingangsimpedanz der pulmonalen Strombahn [274]. Da der Fluß in der A. pulmonalis bekanntlich pulsatil verläuft, beschreiben systolischer Druck im RV und mittlerer pulmonalarterieller Druck nur sehr unvollständig die tatsächlichen Lastbedingungen des rechten Herzens. In Analogie zu den Verhältnissen in einem elektrischen Stromkreis ist die Gesamtlast, der sich der RV während der Auswurfphase gegenübersieht, vielmehr durch Gleich- *und* Wechselstromimpedanz des pulmonalen Gefäßbettes charakterisiert. Während die Gleichstromimpedanz - sie entspricht dem berechneten pulmonalen Gefäßwiderstand - die Relation von *mittlerem* Druck und *mittlerem* Fluß beschreibt, ist die Wechselstromimpedanz durch das Verhältnis von Fluß- und Druck*pulsationen* definiert. Infolge der hohen Compliance der arteriellen Lungengefäße repräsentiert die Wechselstromimpedanz unter normalen Umständen nur etwa 10 % des pulmonalen Gefäßwiderstandes. Piene u. Sund [276] zeigten jedoch am isolierten Katzenherzen, daß bei verminderter Compliance des aufnehmenden Gefäßsystems die Auswurfleistung und der Blutfluß durch den RV auch bei konstanter resistiver Last (= pulmonaler Gefäßwiderstand) drastisch abnehmen [276]. Genau diese Bedingungen werden jedoch durch externe Konstriktion der Pulmonalarterie oder durch das Aufblasen eines Ballons im Hauptstamm der A. pulmonalis simuliert. Entsprechend zeigen auch die Ergebnisse von Calvin et al. [54] bei intakter Zirkulation am Hund, daß die Last infolge Konstriktion der Pulmonalarterie mit den Bedingungen für den RV, wie sie durch Embolisation der pulmonalen Endstrombahn oder durch Erhöhung des Lungenvolumens induziert werden, nicht vergleichbar sind, obwohl sich mittlerer und systolischer Pulmonalarteriendruck nach den verschiedenen Interventionen in vergleichbarem Maße verändern.

Bedeutung des myokardialen Perfusionsdruckes

Selbst bei kritischer Minderperfusion der FW konnte in der vorliegenden Arbeit während PEEP keine Verschlechterung der kontraktilen Funktion des RV gefunden werden. Wie bereits dargelegt wurde, ist dies einer der Gründe dafür, daß die Nachlastbedingungen des RV unter PEEP-Beatmung nicht denjenigen entsprechen, für die eine Ischämie der FW als kausaler Faktor der beeinträchtigten Pumpfunktion postuliert wurde. Die dargestellten Ergebnisse stehen aus einem weiteren Grund nicht im Gegensatz zu den oben zitierten Arbeiten. So zeigen Herzfrequenz und mittlerer Aortendruck (172 Schläge/min bzw. 55 mmHg bei [120], 169 Schläge/min bzw. 48 mmHg bei [397]), daß die Tiere in den Versuchen von Gold u. Bache [120] bzw. Vlahakes et al. [397] vor Anhebung des Aortendruckes offensichtlich im manifesten Schock waren. Jede Intervention zur Steigerung des koronaren Perfusionsdruckes bewirkt unter diesen Bedingungen natürlich nicht nur eine Normalisierung der Myokardperfusion des RV, sondern auch eine Verbesserung der kritisch reduzierten Durchblutung des Septums und des LV. Dies wird auch aus den von den Autoren angegebenen Werten des MBF dieser Regionen deutlich [120, 397]. Die therapeutischen Effekte von überwiegend, aber nicht ausschließlich vasokonstriktorisch wirkenden Katecholaminen unter den Bedingungen einer exzessiven rechtsventrikulären Nachlasterhöhung [113, 284, 285], werden darüber hinaus erklärt durch die positiv-inotrope Wirkung dieser Substanzen auf das Myokard beider Ventrikel [7].

Daß die FW bei erhöhter Druckbelastung des RV ohne gleichzeitige therapeutische Beeinflussung der Vorlast trotzdem ihren Teil zum Erhalt der Zirkulation beiträgt, geht aus den Ergebnissen von Brooks et al. [47] hervor. Die Autoren führten eine *isolierte* Reperfusion der RCA des Hundes über eine Rollerpumpe durch und konnten darunter eine Steigerung des HZV und des systolischen Druckes im RV beobachten. Allerdings wurde auch in dieser Versuchsreihe die Nachlaststeigerung des RV durch partielle Okklusion beider Pulmonalisäste induziert und damit keine dem akuten Lungenversagen bzw. der PEEP-Beatmung vergleichbaren Bedingungen simuliert [47].

Adaptation der Perfusion an den O_2-Bedarf des rechten Ventrikels

Unter Ruhebedingungen beträgt der O_2-Verbrauch des Myokards des RV nur etwa 65 % des LV [406]. Die ausgeprägte Fähigkeit des RV, mit einer Zunahme des MBF auf einen erhöhten O_2-Bedarf zu reagieren, zeigen die Ergebnisse von Manohar [211]. Eine durch Schrittmacher induzierte Tachykardie am Schwein war im RV von einem stärkerem Anstieg des MBF als im LV gefolgt. Die durch Infusion von Adenosin geprüfte Koronarreserve war dabei in beiden Ventrikeln noch nicht ausgeschöpft [211]. Manohar et al. [212] fanden bei submaximaler Konstriktion der Pulmonalarterie, die von einer Verdoppelung des systolischen Druckes im RV gefolgt war, trotz vermindertem koronarem Perfusionsdruck einen adäquaten Anstieg des MBF zur FW und zur rechtsventrikulären Wandschicht des Septums [212]. Oldham et al. [258] beschrieben nach Embolisation der Lungenstrombahn mit autologen Blutkoageln an wachen Hunden einen Anstieg des MBF des RV, der dem Anstieg der errechneten Parameter des rechtsventrikulären O_2-Bedarfs (Herzarbeit und Tension-Time-Index des RV) entsprach. Die Parameter des linksventrikulären O_2-Bedarfs sowie der MBF des LV änderten sich dagegen während der Intervention nicht. Die Autoren schlossen auf eine lokale, von der Hämodynamik und Durchblutung des LV weitgehend unabhängige, autoregulative Fähigkeit des Koronargefäßsystems im Bereich des RV.

Den überzeugendsten Nachweis dafür, wie wenig eine Verbesserung der Perfusion für die Funktion des RV zu leisten vermag, lieferten Qvist et al. [290]. In einem durch Thrombin induzierten Modell des akuten Lungenversagens am Hund konnten das reduzierte SV und die RVEF zwar durch Dopamin und Noradrenalin normalisiert werden, nicht jedoch durch Steigerung des diastolischen Aortendruckes mittels aortaler Gegenpulsation. Auf eine erhöhte Ischämietoleranz des RV deuten darüber hinaus die Befunde von Cummings et al. [72] hin: nach globaler Ischämie des Herzens findet im RV die Entleerung der ATP-Speicher signifikant langsamer statt als im LV und im IVS. Im Myokard des LV entwickelt sich, als Zeichen der irreversiblen Zellschädigung, früher eine ischämische Kontraktur.

Zusammenfassend kann aus den eigenen Ergebnissen und den Befunden der Literatur geschlossen werden, daß zwar ein manifestes Versagen des RV, gekoppelt mit einer Minderperfusion des *gesamten* Herzens, positiv auf eine Steigerung des koronaren Perfusionsdruckes ansprechen wird, daß aber eine Dysfunktion der FW infolge erhöhter Nachlast ohne entscheidende Konsequenz für die globale Funktion des RV bleibt. Therapeutische Maßnahmen, die unter der Vorstellung erfolgen, die Durchblutung und damit die Funktion des RV zu verbessern, verfehlen daher ihr Ziel.

5.2.3 Ventrikelgeometrie während PEEP

Mit stufenweiser Erhöhung des endexspiratorischen Druckes nahm der Durchmesser des RV jeweils zu, während der septal-laterale Durchmesser des LV abnahm (Tabellen 19 und 21). Abbildung 35 zeigt, daß die gegenläufigen Durchmesseränderungen unmittelbar mit Erhöhung des intrathorakalen Druckes einsetzen und mit seiner Normalisierung durch Rücknahme des endexspiratorischen Druckes innerhalb weniger Herzschläge voll reversibel sind.

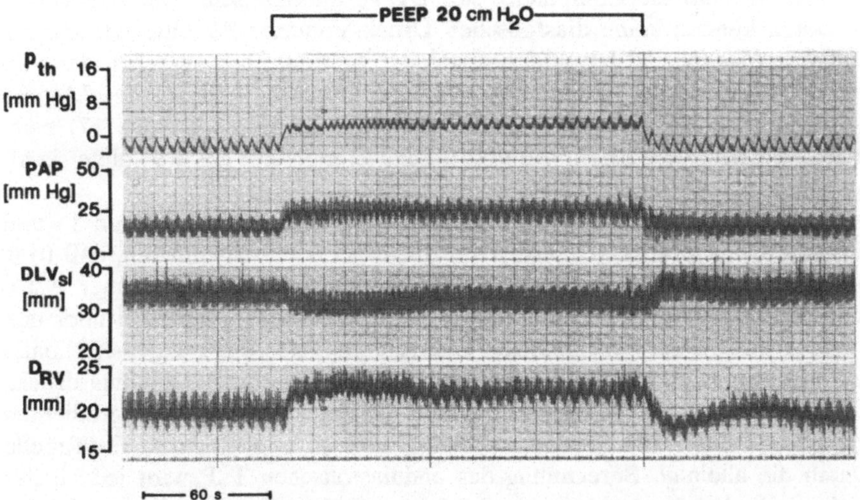

Abb. 35: Originalaufzeichnung während kurzzeitiger Beatmung mit PEEP von 20 cm H_2O, der eine Transfusion von 13 ml/kg KG vorausgegangen ist. Unmittelbar mit Beginn der PEEP-Beatmung - erkennbar am Anstieg des phasisch aufgezeichneten intrathorakalen (p_{th}) und pulmonalarteriellen Druckes (PAP) - nimmt der Durchmesser des rechten Ventrikels (D_{RV}) zu und simultan der septal-laterale Durchmesser des linken Ventrikels (DLV_{sl}) ab. Alle Veränderungen sind nach PEEP-Beatmung voll reversibel

Es liegt nahe anzunehmen, daß diese akuten Durchmesseränderungen eine Dilatation des RV, verursacht durch Erhöhung seiner Nachlast, und eine dadurch induzierte Verschiebung des Septums in Richtung LV signalisieren. Diese Vermutung wird durch die Tatsache untermauert, daß sich während PEEP zwar der s.-l.-Durchmesser des LV, nicht jedoch sein a.-p. Durchmesser verkleinert (Tabelle 23).

Jedes Meßwandlerpaar registriert nur relative Bewegungen zweier Punkte zueinander und keine absoluten Positionen innerhalb des Herzens, so daß auch eine Dilatation der FW des RV nach rechts und eine simultane Kompression der lateralen Wand des LV nicht ausgeschlossen sind. Durch Darstellung des Herzens mittels 2D-TEE konnte jedoch eindeutig geklärt werden, daß sich während PEEP das Septum nach links verschiebt und dadurch die Querschnittsfläche des LV in diesem Bereich abgeflacht wird (Abb. 29).

Als Ursachen für diese Änderung der Konfiguration des Herzens kommen mehrere Faktoren in Betracht; einer besteht in der Dilatation des RV auf Kosten des LV innerhalb des gemeinsamen Perikards. Dieser Mechanismus entspräche dem von Laver et al. formulierten Konzept der "diastolischen Tamponade" des LV während PEEP [192, 193]. Gegen diesen Mechanismus als alleinigen kausalen Faktor spricht jedoch, daß sich das Ausmaß der Abnahme des s.-l.-Durchmessers während PEEP bei offenem und geschlossenem Perikard nichtsignifikant unterschied (Tabelle 21). Darüber hinaus sollte bei einer echten Tamponade durch den RV definitionsgemäß die Compliance des LV vermindert sein. Aus den vorliegenden Daten können keine diastolischen Druck-Volumen-Beziehungen des LV während verschiedener PEEP-Stufen abgeleitet werden; doch sprechen der verringerte s.-l.-Durchmesser bzw. die verminderte Querschnittsfläche des LV und der gleichzeitig signifikant verminderte transmurale LVEDP (Tabelle 17) nicht unmittelbar für eine verschlechterte diastolische Compliance des LV, ohne sie allerdings sicher auszuschließen.

Das Verhalten der ventrikulären Füllungsdrücke während PEEP von 15 und 20 cm H_2O (RVEDP konstant, LVEDP erniedrigt) deutet darauf hin, daß trotz ausreichender Füllung des RV nach Volumenersatz und trotz erhaltener systolischer Funktion des RV, auch die *serielle* Kopplung beider Ventrikel über den Volumenfluß infolge der verminderten Querschnittsfläche der Lungenstrombahn während höheren PEEP-Stufen gestört ist. Diese Dissoziation der Füllungsdrücke (s. 4.2.3) bewirkt eine signifikante Abnahme des transseptalen Druckgradienten (TSP) am Ende der Diastole während PEEP von 15 und 20 cm H_2O (Tabelle 17). Durch die alleinige Berechnung des enddiastolischen TSP wird jedoch das wahre Ausmaß der Veränderungen des transseptalen Druckgradienten in der ventrikulären Füllungsphase unterschätzt. Erst die phasische Registrierung des TSP verdeutlicht, daß sich mit steigendem PEEP eine Umkehr des normalen Druckgradienten (LVP > RVP) zwischen den Ventrikeln in der späten Diastole ausbildet, ohne daß der enddiastolische TSP negative Werte (entsprechend LVEDP < RVEDP) annehmen muß (Abb. 36). Letzteres war nur in den Versuchsgruppen II und III bei PEEP 20 der Fall. Unter diesem Aspekt wäre die Linksverschiebung des Septums während PEEP Ausdruck eines geänderten Druckgradienten zwischen beiden Ventrikeln in der ventrikulären Füllungsphase.

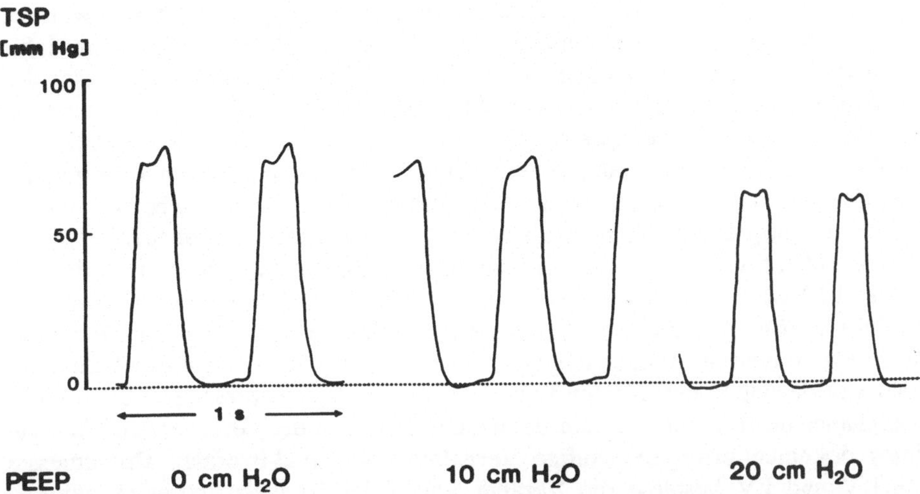

Abb. 36: Phasische Aufzeichnung des transseptalen Druckes ($TSP = LVP - RVP$) bei verschiedenen PEEP-Stufen. Mit steigendem PEEP erreicht der TSP in der ventrikulären Füllungsphase negative Werte, dadurch sinkt er in diesem Beispiel am Ende der Diastole bis auf 0 mm Hg ab

Die diastolische Position des IVS wird unter den verschiedensten Funktionsbedingungen beider Ventrikel durch den transseptalen Druckgradienten determiniert [127, 200, 270, 369]. Eine Linksverschiebung des IVS bei akuter sowie chronischer Volumen- [97, 127, 270] und Druckbelastung des RV [97, 369] ist beschrieben. Um am gesunden Menschen eine Abflachung des IVS zu provozieren, genügt bereits die Abnahme des TSP, wie sie durch die akute Volumenbelastung des RV zu Beginn eines Müller-Manövers induziert wird, ohne daß dabei der RVEDP den LVEDP überschreiten muß [127]. Bei Patienten mit primärer pulmonaler Hypertonie wurde dagegen die diastolische Ausbuchtung des Septums nach links mit der Entstehung eines negativen Druckgradienten zwischen LV und RV in Zusammenhang gebracht [369]. Aber auch bei verzögerter elektrischer Aktivierung des LV wurde eine passive Verlagerung des IVS infolge des geänderten Druckgradienten beobachtet [200]. Dieser Mechanismus kann während PEEP weitgehend ausgeschlossen werden, da zu keinem Zeitpunkt eine Verzögerung der elektrischen Erregungsleitung im EKG beobachtet wurde. Dagegen wirkte PEEP in den vorliegenden Versuchen in Form einer kombinierten Druck- und Volumenbelastung des RV (s. 5.2.2.1 und 5.2.2.3), was die geänderte diastolische Septumposition erklären kann.

Die signifikante lineare Beziehung zwischen der Zunahme des DRV$_{ed}$ und der Abnahme des DSL$_{ed}$ während PEEP von 20 cm H₂O (s. 4.2.3.) läßt einen kausalen Zusammenhang zwischen der Änderung beider Größen vermuten. Da der DSL$_{ed}$ während jeder PEEP-Stufe jedoch stärker abnahm (PEEP 20: - 5,0 mm) als der DRV$_{ed}$ zunahm (PEEP 20: + 2,1 mm, s. Abb. 18), muß außer der direkten Interdependenz beider Ventrikel über das gemeinsame Septum noch ein weiterer kausaler Faktor für die Verkleinerung des DSL_{ed} angenommen werden. Die verminderte diastolische Füllung des LV über den Volumenfluß kann dafür nur partiell verantwortlich gemacht werden, da sich der a.-p.-Durchmesser des LV während PEEP nicht verkleinerte (Tabelle 23). Die Differenz zwischen dem Ausmaß der Durchmesserzunahme des RV auf der einen und der Durchmesserabnahme des LV auf der anderen Seite sowie die daraus resultierende Verminderung des gesamten Querdurchmessers beider Ventrikel ist möglicherweise Ausdruck der Kompression des Herzens während PEEP durch die Lunge.

Eine Dilatation des RV und die simultane Abnahme des Volumens des LV während PEEP wurden auch von Laver et al. [192, 193] an einem Patienten mit ARDS mit Hilfe der Radionuklidventrikulographie nachgewiesen. In Anlehnung an tierexperimentelle Untersuchungen anderer Autoren und aufgrund theoretischer Überlegungen postulierten Laver et al. erstmals eine veränderte diastolische Compliance des LV unter diesen Bedingungen. Das in der vorliegenden Untersuchung dokumentierte gegenläufige Verhalten der septal-lateralen Durchmesser von RV und LV bestätigt die Veränderungen der Ventrikelvolumina während PEEP, ohne allerdings daraus eine geänderte diastolische Druck-Volumen-Charakteristik des LV ableiten zu können.

Jardin et al. [162] bestimmten die Querschnittsfläche des LV und die Konfiguration des Septums an 10 Patienten mit ARDS mittels transthorakaler 2D-Echokardiographie. Mit stufenweiser Erhöhung des endexspiratorischen Druckes bis auf 30 cm H_2O nahmen die enddiastolische und endsystolische Querschnittsfläche des LV ab. Volumenzufuhr bei der höchsten PEEP-Stufe vermochte weder die Querschnittsflächen noch das SV oder das HZV auf die Ausgangswerte vor PEEP anzuheben. Die gleichzeitig zu beobachtende Abflachung des IVS wurde als Konsequenz der erhöhten Last des RV während PEEP interpretiert. Querschnittsflächen des RV wurden in dieser Studie nicht systematisch gemessen. Die Querschnittsflächen des LV betreffend zeigen die Befunde von Jardin et al. an Patienten [162] und die der gleichen Arbeitsgruppe an gesunden Freiwilligen während CPAP-Atmung [163] eine weitgehende Übereinstimmung mit den vorliegenden Ergebnissen. Während allerdings die diastolische Abflachung des Septums bei Jardin et al. auch während der Systole persistierte, zeigen sowohl die mittels Sonomikrometrie ermittelten Druck-Durchmesser-Diagramme als auch die serielle Auswertung der 2D-TEE selbst während hohem PEEP eindeutig eine systolische Reorganisation der Ventrikelgeometrie hin zu einer angenähert normalen Konfiguration des LV (Abb. 27). Für die persistierende Abflachung des IVS auch in der Systole fanden auch Jardin et al. keine befriedigende Erklärung [162], so daß anzunehmen ist, daß es sich bei diesem Befund um einen Artefakt infolge geänderter Schnittebene bei der transthorakalen Anlotung des Herzens gehandelt hat.

Trotz im Detail unterschiedlicher Ergebnisse weisen die in den eigenen Versuchsreihen B und C beobachteten Änderungen der Ventrikelgeometrie eine grundsätzliche Übereinstimmung mit den Befunden von Laver et al. [192, 193] und Jardin et al. [162, 163] an Patienten auf. Damit stehen die Ergebnisse jedoch im Gegensatz zu denjenigen einer Reihe anderer Autoren:

Scharf et al. [326] untersuchten an Hunden angiographisch und mit Hilfe endokardial implantierter röntgendichter Marker die Konfiguration des LV. Die Autoren registrierten während PEEP von 15 - 20 cm H_2O eine Vergrößerung des maximalen s.-l.-Durchmessers des LV sowohl in Relation zum a.-p.- als auch zum apikobasalen Durchmesser. Das aus diesen Werten kalkulierte enddiastolische Volumen des LV vor und während PEEP unterschied sich nicht; wohl aber wurde ein Anstieg des transmuralen linken Vorhofdruckes registriert. Dies veranlaßte die Autoren zu der Schlußfolgerung, daß sich die Compliance des LV infolge der Effekte von PEEP auf den RV geändert habe [326]. Wie die, nach den vorliegenden Ergebnissen wohl zurecht, postulierte Dilatation des RV allerdings eine *Zunahme* des s.-l.-Durchmessers des LV induzieren soll, ist nur schwer nachzuvollziehen. Alle von Scharf et al. zur Stützung ihrer Hypothese angeführten Literaturstellen belegen das Gegenteil, nämlich eine Dilatation des RV auf Kosten des LV [21, 173, 233, 247, 320, 364, 370]. Die Ergebnisse der Arbeitsgruppe von Scharf lassen sich wohl nur durch methodische Besonderheiten erklären: die röntgenologische Bestimmung der Ventrikeldimensionen sowie die hämodynamischen Messungen wurden abwechselnd in Rücken- und Seitenlage der Tiere durchgeführt. Die Messung intrakardialer Drücke am Hund in Rückenlage über flüssigkeitsgefüllte Katheter ist jedoch höchst problematisch, da durch die Anhebung des Herzens innerhalb des Thorax während PEEP hydrostatische Drücke im Verhältnis zur fixen extrathorakalen Referenzebene fälschlich zu hoch bestimmt werden [215]. Bei konsequenter Messung in Seitenlage oder bei Verwendung von Spitzendruckaufnehmern wie in den eigenen Untersuchungen tritt dieser Fehler nicht auf. Die Dimensionsmessungen von s.-l.- und a.-p.-Durchmessern wurden von Scharf et al. darüber hinaus nicht simultan, sondern nacheinander in den verschiedenen Positionen vorgenommen [326].

Die Unwägbarkeiten sequentieller Dimensionsmessungen am Herzen in verschiedenen Positionen der Versuchstiere umgingen Cassidy et al. [61, 62] durch Angiographie in 2 Ebenen. Bei Verwendung dieser Technik nahmen der s.-l.-Durchmesser des LV während PEEP von 15 cm H_2O ohne Volumenersatz um 12 % und damit um fast das Doppelte des a.p.- (-7 %) und des apikobasalen (-5 %) Durchmessers ab [61]. Von den 3 insgesamt gemessenen Dimensionen des RV (apiko-basal, anterior-posterior und septal-lateral) vergrößerte sich der s.-l.-Durchmesser als einziger während jeder PEEP-Stufe signifikant. Dieser Befund ist in guter Übereinstimmung mit den Ergebnissen der vorliegenden Arbeit. Cassidy et al. vermochten anhand der Daten ihrer ersten Arbeit [61] jedoch nicht zu entscheiden, ob die Abnahme des s.-l.-Durchmessers des LV überwiegend durch Linksverschiebung des Septums oder durch Kompression der lateralen Wand des LV verursacht wurde. In Erweiterung ihrer bisherigen Untersuchungen analysierten Cassidy u. Ramanathan [62] deshalb den relativen Anteil dieser beiden denkbaren Bewegungen, bezogen auf eine definierte apikobasale Achse des Herzens. Sie fanden während PEEP von 10 cm H_2O ohne und mit Volumenbelastung vergleichbare Veränderungen der beiden a.-p.-Halbachsen und des septalen Teils des s.-l.-Durchmessers, während die zur lateralen Wand des LV weisende Halbachse und insbesondere deren systolische Verkürzung durch PEEP überproportional vermindert wurden. Eine entsprechende Deformierung der

Ventrikel während der Systole wurde nicht beobachtet. Cassidy u. Ramanathan schlossen auf eine Deformierung des LV überwiegend durch Kompression des Herzens durch die Lunge, weniger infolge Dilatation des RV.

Die mittels Sonomikrometrie gemessenen Dimensionen und die Druck-Durchmesser-Diagramme des LV liefern wenig Anhaltspunkte, die es erlauben würden die Befunde von Cassidy u. Ramanathan zu widerlegen oder zu bestätigen. Wohl aber zeigen die echokardiographisch ermittelten Endokardkonturen recht eindeutig, daß die Position des Septums während der Diastole bevorzugt im Bereich der Einflußbahn in das Cavum des LV verlagert wird. In der Tat waren entsprechende Bewegungsmuster des Septumteils der Ausflußbahn weniger ausgeprägt. Somit kommen als Erklärung für die unterschiedlichen Befunde am ehesten im Bereich der Ausflußbahn gelegene Septummarker oder eine der Herzspitze näher gelegene transversale Schnittebene in Cassidys Versuchsreihe in Frage. In dieser Region finden abnorme Septumbewegungen weit weniger ausgeprägt statt [270, 369, 409]. Als weitere Ursache für die offensichtliche Diskrepanz zwischen den Befunden dieser und Cassidys Arbeit darf das unterschiedliche PEEP-Niveau nicht außer acht gelassen werden. Bei höheren PEEP-Stufen scheint die Verlagerung des Septums im Vergleich zur Kompression der lateralen Wand durch die Lunge zu überwiegen, während bei PEEP von 10 cm H_2O eine Trennung dieser beide Effekte noch nicht möglich ist.

Eine Rotation des Herzens um seine Längsachse [9] während PEEP, die bei der Projektion der Markierungspunkte auf eine Ebene die Messungen von Cassidy u. Ramanathan verfälscht hätte, ist wenig wahrscheinlich. Allerdings kann ein solcher Effekt von PEEP mit der in Versuchsreihe C angewandten Technik der 2D-TEE nicht völlig ausgeschlossen werden: durch die Befestigung des Schallkopfs am Perikard stellt sich der dargestellte Sektor auch nach Rotation des Herzens unverändert dar. Die gewählte Fixierung der Sonde beinhaltet 2 weitere Besonderheiten: Bewegungen unmittelbar unter dem Schallkopf liegender Teile des LV relativ zu einem Fixpunkt innerhalb des Herzens werden *unter*schätzt óder nicht erkannt, da sich die Sondenspitze selbst mitbewegt. Dieser Effekt würde auch für eine mögliche Abflachung der lateralen Wand des LV durch die Lunge gelten; da die Spitze des Schallkopfes jedoch der posterolateralen Ventrikelwand aufliegend fixiert worden war, konnten Bewegungen der lateralen Wand des LV grundsätzlich in gleicher Weise erfaßt werden wie Bewegungen des Septums selbst (Abb. 29). Mögliche Translationsartefakte, d. h. die *Überschätzung* paradoxer Septumbewegungen, die dann entstehen wenn sich das Herz in der späten Systole in toto auf die vordere Thoraxwand zubewegt [97], können durch die gewählte Versuchsanordnung sicher ausgeschlossen werden.

5.2.4 Kontraktionsdynamik des linken Ventrikels während PEEP

Das herausragende Ergebnis dieser Untersuchungen war, daß Beatmung mit PEEP die Kontraktionsdynamik des LV grundlegend verändert. Mit steigenden PEEP-Stufen war eine verminderte systolische Kontraktion des Ventrikels in septal-lateraler Richtung ($\%SV_{DSL}$) kennzeichnend, während die Verkürzungsamplitude des anterior-posterioren Durchmessers ($\%SV_{DAP}$) bis PEEP 15 unverändert blieb und während PEEP 20 sogar zunahm (Tabellen 22 und 23). Zugleich verstärkte sich die protosystolische Längenzunahme ($\%SL_{DSL}$, Tabelle 22) und die postsystolische Verkürzung ($\%PV_{DSL}$) des s.-l.-Durchmessers. Dieses Kontraktionsmuster imponierte im echokardiographischen Querschnittsbild als paradoxe systolische Bewegung des Septums vorwiegend im Bereich der Einflußbahn des RV (Abb. 28 und 29). Das Fehlen eines koordinierten Kontraktionsablaufs schlug sich auch in einer verminderten fraktionellen Querschnittsflächenabnahme des LV bei PEEP 20 nieder (Tabelle 28). Die eingeschränkte systolische Verkürzung des DSL bei dieser PEEP-Stufe korrelierte mit der Abnahme des Schlagvolumenindex (Abb. 20) und kann damit für das verminderte Herzzeitvolumen während PEEP verantwortlich gemacht werden. Die Interdependenz beider Ventrikel während PEEP beschränkt sich demnach nicht allein auf die Füllungsphase, sondern umfaßt auch die Auswurfphase und modifiziert somit die systolische Funktion des Herzens.

Interdependenz und dynamische Geometrie der Ventrikel unter den verschiedenen Lastbedingungen sind seit langem Ziel vorwiegend tierexperimenteller Untersuchungen [245, 259-261, 295, 396, 404]. Gut belegt ist die Existenz einer diastolischen ventrikulären Interdependenz, d. h. der Beeinflussung der diastolischen Druck-Volumen-Charakteristik des einen durch den Füllungszustand des jeweils anderen Ventrikels [3, 21, 93, 94, 199, 218, 220, 309, 320, 370]. Dagegen wird die Bedeutung der systolischen Interdependenz, d. h. die Beeinflussung der Kontraktionsdynamik und der Funktion des einen durch den Funktionszustand und die Integrität des benachbarten Ventrikels, nach wie vor kontrovers beurteilt [17, 34, 173, 189, 226, 242, 247, 260, 302, 322, 324, 352, 364, 366, 396].

Eine paradoxe systolische Bewegung des IVS gilt allgemein als charakteristisches Kennzeichen einer Volumenüberlastung des RV [97, 409] und ist v. a. bei Patienten mit Vorhofseptumdefekt beschrieben [175, 270]. Pearlman et al. [270] konnten mit Hilfe der Echokardiographie an 114 Patienten zeigen, daß die Richtung und die Größenordnung der systolischen Septumbewegung von der intrakardialen Position des IVS am Ende der Diastole bestimmt wird: kennzeichnend für eine isolierte Dilatation des RV war eine systolische Auswärtsbewegung des IVS in Richtung auf die freie Wand. Eine solche selektive Dilatation des RV trat auch in den eigenen Untersuchungen während PEEP auf, wie aus dem Verhalten der Durchmesser (Abb. 18) und Querschnittsflächen (Tabelle 28) beider Ventrikel hervorgeht.

Interessanterweise bewirkt ein Müller-Manöver, d. h. die forcierte Inspiration bei geschlossenen oberen Atemwegen und damit die *Umkehr* der intrathorakalen Druckverhältnisse der PEEP-Beatmung, ebenfalls eine Linksverschiebung des IVS [44, 50, 127]. Die Ursache dafür wird in der akuten Volumenbelastung des RV infolge des erheblich höheren Blutrückstromes während der ersten Sekunden des Müller-Manövers gesehen [50]. Im Gegensatz zur Verschiebung des IVS bei PEEP-Beatmung persistiert jedoch die Abflachung des IVS während des gesamten Herzzyklus [44], obgleich sich der diastolisch erniedrigte transseptale Druckgradient (RVEDP < LVEDP) während der Systole wieder normalisiert (LVP >> RVP) [127]. Eine Abflachung des IVS auch während der Systole ist auch bei chronischer Druckbelastung des RV beschrieben [17, 199], während bei akuter Nachlasterhöhung die Septumverlagerung vorwiegend in der Diastole stattfindet [17].

Stool et al. [364] beobachteten an Hunden, denen röntgendichte Endokardmarkern implantiert worden waren, bereits bei geringgradiger akuter pulmonaler Hypertonie (20 mm Hg) eine disproportionale Verminderung des s.-l.-Durchmessers des LV während des gesamten Herzzyklus. Die Autoren interpretierten dies als Shift des Septums und als Folge der Zunahme des rechtsventrikulären Volumens. Die sekundär beeinträchtigte Funktion des LV werteten sie als eine Ursache für das verminderte Schlagvolumen bei steigender Nachlast für den RV [364]. Olsen et al. [260] untersuchten die Rolle der ventrikulären Interdependenz bei erhöhter Nachlast sowie verminderter Vorlast des RV mittels Sonomikrometrie an wachen Hunden. Auch diese Autoren registrierten eine exzentrische Konfiguration des LV infolge Septumshift während partieller Okklusion der A. pulmonalis, während diese Form der Interdependenz bei Verschluß der V. cava nicht zu beobachten war. Die systolische Funktion des LV (Schlagvolumen, Durchmesserverkürzung, Aortenspitzenfluß) bei vergleichbaren enddiastolischen Volumina des LV unterschied sich jedoch während beiden Interventionen nicht. Olsen et al. [260] sehen die gestörte serielle Kopplung beider Ventrikel - vermittelt über den Volumenfluß - deshalb als einen weit bedeutsameren Faktor für die Herzfunktion an als die direkte systolische Interdependenz. Einschränkend muß allerdings festgestellt werden, daß in der zitierten Untersuchung das Perikard nach Präparation des Herzens nicht wieder verschlossen worden war [260]. Da ein intaktes Perikard die direkte Interaktion beider Ventrikel entscheidend moduliert [309], muß dies die Ergebnisse von Olsen beeinflußt haben (s. auch 5.2.4.2).

Visner et al. [396] verwandten ein ähnliches experimentelles Modell - die Sonomikrometrie an wachen, chronisch instrumentierten Hunden -, kamen aber zu einem völlig anderen Ergebnis als die Arbeitsgruppe von Olsen: die Druck-Durchmesser-Schleifen des LV, erstellt während akuter Konstriktion der Pulmonalarterie, zeigen eine deutliche Linksverschiebung und Deformierung, die den in der vorliegenden Untersuchung während PEEP zu beobachtenden Veränderungen entsprechen (s. Abb. 22 - 25).

Die Übereinstimmung der eigenen Befunde mit denen von Visner et al. ist aus 2 Gründen bedeutsam: In der Versuchsanordnung dieser Arbeitsgruppe ist die bei PEEP-Beatmung unumgängliche laterale Kompression des Herzens [62, 303] durch die Lunge ausgeschlossen. Das bedeutet, daß diesem Mechanismus als Ursache für die beobachtete Änderung der Kontraktionsdynamik des LV nur untergeordnete Bedeutung zukommen kann. Darüber hinaus fanden Visner et al. [396] ohne Pulmonalarterienkonstriktion während Schrittmacherstimulation des Herzens auf im Mittel 147 Schläge/min keine veränderte Kontraktionsdynamik des LV. Der vergleichsweise geringe Anstieg der Herzfrequenz in der vorliegenden Untersuchung um 15 Schläge/min während PEEP 20 (124 Schläge/min) kann daher als kausaler Faktor für die Deformierung der s.-l.-Druck-Durchmesser-Charakteristik ausgeschlossen werden.

Neben äußeren Einflüssen, wie der direkten mechanischen Interaktion von Lunge und Herz [201] und den Effekten einer Herzfrequenzsteigerung, möglicherweise als Ausdruck des erhöhten Sympathikustonus [261], muß als weitere Determinante der Kontraktionsdynamik der Füllungsgrad des LV während der Diastole diskutiert werden. Rankin et al. [259, 261, 295] haben erstmals an Hunden mittels Ultraschall-Laufzeitverfahren gezeigt, daß das Kontraktionsmuster des Herzens in der isovolumetrischen Phase eine Funktion des linksventrikulären Volumens ist: während bei Normovolämie eine *Verkürzung* des a.-p.-Durchmessers und Zunahme des Herzbasis-Spitzendurchmessers des LV zu beobachten waren, dominierten im Falle einer Hypovolämie die *Zunahme* des a.-p.-Durchmessers und Verkürzung der Ventrikellängsachse. Das bedeutet, daß unter Normalbedingungen in der isovolumetrischen Phase eine Verformung des Herzens in Form einer Ellipse stattfindet, während der LV bei vermindertem venösen Rückfluß protosystolisch eher die Form einer Kugel annimmt [295].

Sowohl das Absinken der linksventrikulären Füllungsdrucke (Tabelle 17) als auch die verminderte Querschnittsfläche des LV (Tabelle 28) sprechen für eine reduzierte Vorlast bei PEEP >15 cm H_2O. Trotzdem bietet diese "Hypovolämie" keine ausreichende Erklärung für die charakteristisch veränderte Kontraktionsdynamik. Im Gegensatz zu den Versuchen von Rankin et al. [295], die bei graduellem Verschluß der V. cava eine protosystolische *Zunahme* des Durchmessers des LV in a.-p.-Richtung beobachteten, nahm der a.-p.-Durchmesser während PEEP in dieser Phase *ab* (Tabelle 23, Abb. 26). Eine weitere Volumenzufuhr während PEEP hatte dagegen eher eine Verstärkung des abnormen Kontraktionsverhaltens in septal-lateraler Ebene zur Folge.

Zusammenfassend wurde erstmals der Nachweis einer grundlegend geänderten Kontraktionsdynamik des Herzens infolge Dilatation des RV während PEEP-Beatmung erbracht. Die Reorganisation der Ventrikelgeometrie ist Ausdruck der Interdependenz beider Herzkammern, die über das gemeinsame Septum vermittelt wird. Die Tamponade des Herzens durch die Lunge spielt dagegen eine untergeordnete Rolle, eine geänderte Kontraktionsdynamik als Ausdruck der Hypovolämie oder einer vermehrten sympathikoadrenergen Stimulation können ausgeschlossen werden.

5.2.4.1 Rolle des Perikards

Bei geschlossenem Perikard war das Ausmaß der ventrikulären Interdependenz (s. 4.2.4 Abb. 23 - 25) und damit auch der Grad der hämodynamischen Nebenwirkungen (s. 4.2.1 Abb. 15, 16 und 4.2.3 Abb. 20) der PEEP-Beatmung stärker ausgeprägt als bei offenem Perikard. Andere Arbeitsgruppen, die Ventrikelgeometrie während PEEP ausschließlich bei offenem Perikard untersuchten, beobachteten entweder keine abnorme Abnahme des s.-l.-Durchmessers des LV [296] bzw. sie maßen der direkten ventrikulären Interdependenz keine entscheidende Bedeutung für die beobachteten hämodynamischen Effekte zu [303].

Rankin et al. untersuchten an chronisch instrumentierten Hunden mittels Sonomikrometrie die Ventrikelgeometrie bei PEEP bis 15 cm H_2O und fanden eine ähnliche Verringerung des s.-l.-wie des a.-p.-Durchmessers des LV [296]. Die Autoren verglichen dann die Durchmesseränderungen während isolierter Reduktion des venösen Rückstroms, induziert durch Okklusion der V. cava, mit denen während PEEP und stellten einen geringfügigen, mit steigendem Atemwegsdruck aber nicht weiter zunehmenden "Septumshift" fest. Der Querdurchmesser des RV nahm in ihrer Versuchsanordnung zwar nach akuter Erhöhung des Atemwegsdruckes vorübergehend zu, veränderte aber im weiteren Verlauf seine Größe während PEEP nicht [296].

Die Diskrepanz zwischen den eigenen und den Befunden von Rankin et al. [296] beruht auf unterschiedlichen Versuchsprotokollen und anderer operativer Technik: da Rankin et al. keinen Volumenersatz während PEEP vorgenommen haben, ist besonders der unter PEEP unveränderte Durchmesser des RV bemerkenswert, da ohne Volumenzufuhr in der Regel eine Abnahme des rechtsventrikulären Durchmessers (bzw. Volumens) gefunden wurde [79, 100, 101, 141, 142, 183, 216, 280, 319, 342, 373, 395]. Dieses ungewöhnliche Verhalten der septal-lateralen Querdurchmesser der beiden Ventrikel ist auf das Offenlassen des Perikards in Rankins Versuchsmodell zurückzuführen.

In Versuchsreihe B dieser Arbeit war der s.-l.-Durchmesser des RV der Tiere mit offenem Perikard während allen PEEP-Stufen signifikant größer als der DRV bei geschlossenem Perikard (Tabelle 19). Zwar unterschied sich die Abnahme des DLV_{sl} infolge PEEP in den Versuchsgruppen mit offenem und geschlossenem Perikard nichtsignifikant (Tabelle 21), doch blieb die systolische Verkürzung des s.-l.-Durchmessers des LV ($\%SV_{DSL}$) in der Gruppe mit intakter RCA und offenem Perikard als einziger während PEEP unverändert (Tabelle 22). Gemeinsam mit der fehlenden Deformierung der Druck-Durchmesser-Schleifen in Gruppe I (Abb. 23) verdeutlichen diese Befunde die entscheidende Rolle, die ein intaktes Perikard bei der Modulation der Interdependenz beider Ventrikel spielt (s. auch 4.2.3 und Abb. 20).

Robotham et al. [303] registrierten zwar - anders als Rankin et al. [296] - eine Verkleinerung des s.-l.-Durchmessers während PEEP, die über das Maß der Abnahme des a.-p.-Durchmessers hinausging, deuteten diese Ergebnisse jedoch als Zeichen einer Kompression der lateralen Wand des LV durch die Lunge. Diese Interpretation der Autoren stützt sich auf den verringerten Querdurchmesser des RV im Bereich der Ausflußbahn, der jedoch nur bei 3 Tieren überhaupt gemessen wurde. Einen Volumenersatz während PEEP nahmen Robotham et al. nicht vor [303].

Da nach den eigenen mittels 2D-TEE erhobenen Befunden die Verschiebung des Septums vorwiegend im Bereich der Einflußbahn erfolgt, überrascht dieser Befund nicht. Auch geht aus der genannten Arbeit nicht eindeutig hervor, an welcher anatomisch lokalisierten Stelle des LV der s.-l.-Durchmesser gemessen wurde und wie er sich bei den Tieren veränderte, bei denen der Durchmesser des RV bestimmt wurde. Wie Rankin et al. [296] verschlossen auch Robotham et al. [303] das eröffnete Perikard nicht, sodaß eine ausgeprägte Interaktion der Ventrikel ohnehin nicht zu erwarten war.

Bezüglich des quantitativen Effekts, den das intakte Perikard auf die Interdependenz der Ventrikel ausübt, bestehen große Meinungsunterschiede [40, 94, 117, 144, 154, 161, 196, 218, 239, 309, 346, 357, 363, 407]. Allgemein wird eine Verstärkung der *diastolischen* Interaktion durch das Perikard insbesondere bei hohen Füllungsdrücken angenommen [117, 218, 346, 357], doch ist unter diesen

Bedingungen auch ohne Perikard eine klare gegenseitige Beeinflussung der Druck-Volumen-Beziehungen beider Ventrikel gefunden worden [370]. Die diastolische Füllung des RV wird durch das Perikard deutlich stärker eingeschränkt als die des LV [383]. Um so mehr überrascht es, daß auch eine Betonung der *systolischen* Interdependenz durch das geschlossene Perikard am isoliert schlagenden Hundeherzen beschrieben worden ist [161]. Der operative Verschluß eines einmal eröffneten Perikards soll sich eher negativ auf die Dehnbarkeit des Herzens auswirken [363]. Ein solcher Effekt wurde in unseren Versuchen dadurch vermieden, daß die Ränder des Perikards während der Präparation - in einer für Herzoperationen typischen Weise - an die Thoraxwand geheftet wurden ("cradle"). Dadurch konnte verhindert werden, daß sich die Oberfläche des Perikards durch Retraktion verkleinerte; die Ränder des Perikards wurden dann, ohne zu überlappen, ohne Spannung durch Naht adaptiert.

Einige der Widersprüche in früheren Mitteilungen können auf methodische Probleme bei der Bestimmung des subperikardialen Druckes durch offene, flüssigkeitsgefüllte Katheter bzw. durch Ballonkatheter zurückgeführt werden [353]. Selbst der zwischen Epi- und Perikard gemessener Druck kann nur ungenau den Effekt des Perikards auf das Herz ("pericardial constraint") beschreiben, da es sich bei der Konstriktionswirkung letztlich um eine gerichtete (vektorielle) Größe handelt. Aufgrund der viskoelastischen Eigenschaften des menschlichen Perikards [194] ist anzunehmen, daß die ventrikulären Interdependenz beim Menschen ausgeprägter zum Tragen kommt als beim Hund. Einen Monat nach Perikardektomie scheint sich die Druck-Volumen-Beziehung des LV beim Hund wieder den Ausgangswerten zu nähern, ohne daß sich in dieser Zeit das Gewicht des Herzens oder die Hämodynamik unter Ruhebedingungen geändert hätten [154]. Dieser zeitliche Ablauf der Veränderungen nach Perikardiotomie macht verständlich, warum auch bei Experimenten mit "chronisch" instrumentierten Hunden, die meist 8 - 10 Tage nach Implantation der Meßwandler vorgenommen werden, die Compliance des LV nicht derjenigen bei geschlossenem Perikard entspricht. Umgekehrt ist bei chronischer experimenteller Volumenüberlastung durch Anlegen einer arteriovenösen Fistel der limitierende Effekt des intakten Perikards besonders in den ersten Tagen ausgeprägt [196].

Robotham et al. [303] diskutieren einen weiteren wichtigen Aspekt jeder Form von intermittierender Druckbeatmung, nämlich die in- und exspiratorischen Variationen der Ventrikelgeometrie innerhalb eines einzelnen Atemzyklus. Daß ausgeprägte respiratorische Schwankungen der Ventrikeldurchmesser auch bei konstantem PEEP-Niveau bestehen, zeigt Abb. 37.

Um die inspiratorische Zunahme des DRV und die synchrone Abnahme des DLV darstellen zu können, wurden in dem abgebildeten Beispiel extreme Beatmungsbedingungen gewählt (Abb. 37), nämlich zusätzlich zu PEEP eine Umkehr des Verhältnisses von Inspiration zu Exspiration (I:E = 3:1). Die "inversed ratio ventilation" [37, 90] wird unter klinischen Bedingungen routinemäßig angewandt, wenn dadurch z. B. beim ARDS über zuführenden Luftwege mit erhöhter Resistance die Rekrutierung wenig complianter Lungenabschnitten erzielt werden kann.

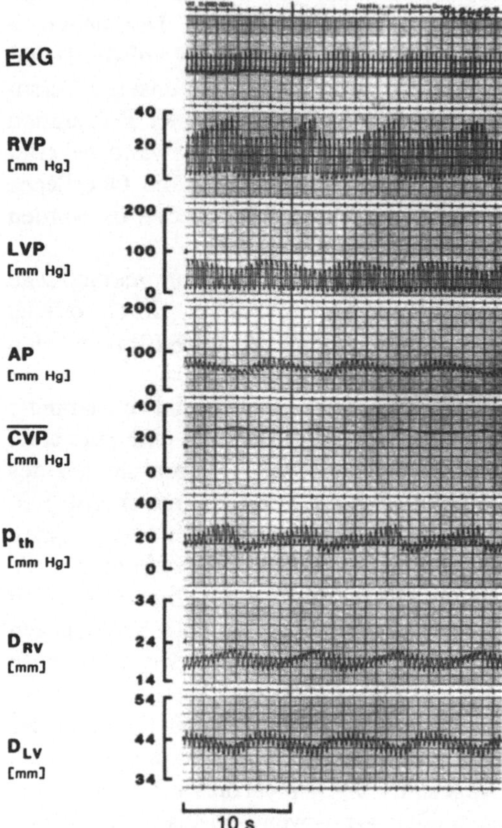

Abb. 37: Originalregistrierung von Hämodynamik und Ventrikeldurchmesser während einer Kombination von PEEP von 20 cm H_2O mit "inversed ratio ventilation". Synchron zu den Schwankungen des intrathorakalen Drucks (p_{th}) induziert diese Form der Beatmung gegensinnige Änderungen der Querdurchmesser von rechtem (D_{RV}) und linkem Ventrikel (D_{LV}). Das Verhältnis von In- zu Exspiration innerhalb eines Atemzyklus (8 Hübe/min) beträgt 3 : 1. Abkürzungen: *EKG* Elektrokardiogramm; *RVP* Druck im rechten Ventrikel; *LVP* Druck im linken Ventrikel; *AP* Aortendruck; *CVP* gemittelter zentraler Venendruck. Das am Unterrand des Bildes abgetragene Zeitintervall beträgt 10 s

Die systematische Messung der Ventrikelgrößen und die Aufzeichnung der Druck-Durchmesser-Schleifen innerhalb der Versuchsreihen erfolgte ausschließlich am Ende der Exspiration. Abbildung 37 macht deutlich, daß bei dieser Art der Datenauswertung die Veränderungen der dynamischen Ventrikelgeometrie während bestimmter Formen der Beatmung eher unterschätzt wurden.

Es bleibt festzuhalten, daß sowohl die diastolische als auch die systolische Interdependenz beider Ventrikel durch die limitierende Wirkung eines intakten Perikards verstärkt wird; dies erklärt die geringen oder fehlenden hämodynamischen Effekte von PEEP bei offenem Perikard.

5.2.4.2 Bedeutung des minderperfundierten rechten Ventrikels

Verglichen mit den Wirkungen des offenen Perikards waren die Effekte der Minderperfusion des RV auf die Kontraktionsdynamik während PEEP gering. Bei ligierter RCA war vor PEEP eine frühsystolische Längenzunahme des DRV nicht zu beobachten. Dieses Kontraktionsmuster des normal perfundierten RV wurde auch bei erhaltener Durchblutung der FW durch PEEP abgeschwächt (Tabelle 20). Die Änderungen der rechtsventrikulären Durchmesser der Tiere mit ischämischer FW unterschieden sich während PEEP nicht von denen mit intaktem RV (Tabelle 19). Trotzdem hatte in den Versuchen mit ischämischer FW eine Dilatation des RV bereits vor PEEP stattgefunden, wie aus dem kleineren enddiastolischen s.-l.-Durchmesser des LV während allen Meßzeitpunkten hervorgeht (Tabelle 21). Die signifikant stärkere Verkürzung des LV in s.-l.-Richtung auch während PEEP 20 bei intakter RCA erfolgte ausschließlich in Gruppe I, in welcher das Perikard unverschlossen blieb. Die prozentuale systolische Verkürzung des DLV_{SL} bei geschlossenem Perikard verschlechterte sich dagegen auch bei intaktem RV mit jeder PEEP-Stufe. Allerdings nahm bei minderperfundierten RV der DLV_{SL} protosystolisch vor und während PEEP stärker zu als bei intakter FW (Tabelle 22). Diese ausgeprägte paradoxe Zunahme des Durchmessers kommt in den Druck-Durchmesser-Schleifen der Gruppen III und IV zum Ausdruck (Abb. 24 und 25). Die abnorme Kontraktionsdynamik des LV trotz offenem Perikard erklärt auch die Abnahme des Schlagvolumens in Versuchsgruppe III (Tabelle 15). Die eingeschränkte kontraktile Funktion der FW nach Ischämie trägt zwar nicht durch eine Limitierung der systolischen Funktion des RV, wohl aber durch ventrikuläre Interdependenz trotz offenem Perikard zu den hämodynamischen Nebenwirkungen der PEEP-Beatmung bei.

5.2.5 Klinische Relevanz der Ergebnisse

Alle Formen der Beatmung, die mit dem Ziel eingesetzt werden, die intrapulmonale Shuntfraktion zu reduzieren, basieren auf dem Prinzip der Erhöhung des transpulmonalen Druckes. Dies gilt für PEEP in Kombination mit intermittierender Überdruckbeatmung ebenso wie für die Beatmung mit verlängerter Inspirationsdauer [37, 90] und für die Hochfrequenzbeatmung [88, 350]. Da bei gleichen positiven Effekten auf den pulmonalen Gasaustausch auch vergleichbare mittlere Atemwegsdrücke vorliegen, unterscheiden sich diese Beatmungsmodalitäten bezüglich ihrer hämodynamischen Nebenwirkungen nicht [53, 90, 111, 273, 311]. Das wesentliche Anliegen der Beatmung mit erhöhten Atemwegsdrücken beim akuten Lungenversagen ist, eine ausreichende Oxygenierung des arteriellen Blutes bei akzeptablen inspiratorischen O_2-Konzentrationen ($F_IO_2 <$ 0,6) zu erreichen [75, 103]. Ob dieses Ziel erreicht ist, kann durch Messung des O_2-Partialdruckes oder der O_2-Sättigung im arteriellen Blut des Patienten festgestellt werden.

Wie einleitend diskutiert und durch die vorliegenden Ergebnisse erneut bestätigt, kann die Beatmung mit PEEP auf Grund ihrer hämodynamischen

Nebenwirkungen ihr eigentliches Ziel, nämlich das O_2-Angebot für die gefährdeten Organsysteme aufrecht zu erhalten oder zu verbessern, jedoch verfehlen [27, 165].

Dem Verständnis der pathophysiologischen Vorgänge, die der Reduktion des Herzzeitvolumens zugrundeliegen, kommt daher entscheidende Bedeutung zu; darüber hinaus sind Kenntnisse über die Möglichkeiten und Grenzen des klinisch verfügbaren Monitorings hämodynamischer Größen unter Beatmungsbedingungen erforderlich. Dieses Wissen erlaubt erst die kritische Interpretation routinemäßig erhobener Parameter der Herzfunktion, den gezielten Einsatz erweiterter Maßnahmen der Diagnostik und Überwachung und ermöglicht so den differenzierten Einsatz von Volumen, Erythrozyten, Katecholaminen und anderen vasoaktiven Substanzen. Letztlich dienen alle diese Maßnahmen dazu, das systemische O_2-Angebot dieser kritisch kranken Patienten zu optimieren.

5.2.5.1 Das Konzept des kritischen O_2-Transports

Bereits die *punktuelle* Bestimmung des globalen O_2-Angebots (= O_2-Transport) setzt aufwendige Meßverfahren voraus. In der klinischen Praxis wird meist das Herzzeitvolumen mit dem Thermodilutionsverfahren bestimmt; daraus werden - zusammen mit dem arteriellen und gemischtvenösen O -Gehalt - das systemische O_2-Angebot und der O_2-Verbrauch bzw. die O_2-Extraktionsrate berechnet. Die indirekte Kalorimetrie, die eine kontinuierliche Messung der globalen O_2-Aufnahme ermöglicht, ist bis heute aus methodischen Gründen klinisch wenig verbreitet [298].

Allerdings wäre eine häufige und nach Möglichkeit *kontinuierliche* Überwachung wichtiger Größen der O_2-Bilanz gerade bei den Patienten wünschenswert, die zur Aufrechterhaltung ihres pulmonalen Gasaustausches auf eine Beatmung mit PEEP angewiesen sind. Während beim Gesunden [30, 340] und bei der Mehrzahl der kritisch Kranken [30, 32, 64] die O_2-Aufnahme des Organismus innerhalb weiter Grenzen vom O_2-Angebot unabhängig verläuft, ist bei Patienten mit ARDS [73, 240, 300] oder Sepsis [14, 31, 132, 170] die Regulation der O_2-Extraktion durch das Gewebe gestört [168]. Die Folge ist, daß die systemische O_2-Aufnahme direkt vom O_2-Angebot abhängig wird [340, 411]. Eine vergleichbare Reduktion des O_2-Transports - induziert z. B. durch einen Abfall des Herzzeitvolumens -, die vom Gesunden folgenlos toleriert wird, bewirkt bei Patienten mit ARDS eine kritische Verminderung der O_2-Versorgung des Gewebes. Umgekehrt gilt eine Zunahme der O_2-Aufnahme bei Steigerung des O_2-Angebots [115, 347, 378] als Zeichen einer O_2-Schuld des Organismus [30] und letztere als kausaler Faktor für das Entstehen eines Multiorganversagens [29, 32]. Unter diesem Aspekt muß die Abnahme des Herzzeitvolumens um bis zu 20 %, wie sie trotz Volumenzufuhr in der vorliegenden Arbeit während PEEP gemessen wurde, bei Patienten mit ARDS und/oder Sepsis als bedrohlich angesehen werden. Folgt man dem Konzept der kritischen O_2-Versorgung bei diesen Krankheitsbildern, muß die Verbesserung des systemischen O_2-Angebots ein vordringliches therapeutisches Ziel bei diesen Patienten sein [340].

Ist die Oxygenierung des Blutes durch die Lunge sichergestellt, stehen als nächste therapeutische Schritte die Manipulation des systemischen O_2-Angebots durch 1) Katecholamine [221, 243, 285, 290, 392], 2) Volumen [285], 3) Erythrozyten [167, 412] oder 4) Vasodilatoren zur Verfügung [41, 45]. Pharmakologische Interventionen zur Senkung des bei ARDS und während PEEP-Beatmung erhöhten pulmonalen Gefäßwiderstandes [8, 164, 292, 414, 415] gelten als erfolgversprechend [4, 58, 112, 195, 317, 347, 378]. Da andererseits der intrapulmonale Shunt unter der Gabe von Vasodilatoren nicht selten zunimmt [35, 58, 114, 232, 318], sind dieser Therapiemodalität bei massiv gestörtem pulmonalem Gasaustausch Grenzen gesetzt. Die Reduktion der Nachlast des RV, die dabei infolge der Dilatation der Widerstandsgefäße der Lungenstrombahn erzielt wird, hat zwar auch eine Verbesserung der O_2-Bilanz des rechtsventrikulären Myokards zur Folge, doch ist aufgrund unserer Ergebnisse davon auszugehen, daß die potentiellen Effekte auf das Volumen des dilatierten RV, auf das Ausmaß der ventrikulären Interdependenz und damit auf die Funktionsbedingungen des LV dominieren. Die These der kritischen myokardialen Minderperfusion des dilatierten RV während PEEP als einer zentralen Ursache der verminderten Pumpfunktion des Herzens [27, 28, 63, 191, 193, 349] und damit als Ursache des verminderten O_2-Transports während PEEP [271, 283] kann aufgrund der vorliegenden Befunde nicht mehr aufrechterhalten werden. Daher kann es auch nicht vorrangiges Ziel der Therapie sein, gezielt die Perfusion des RV zu verbessern. Katecholamine werden vielmehr immer dann erfolgreich eingesetzt, wenn durch sie ein kritisch reduzierter koronarer Perfusionsdruck des gesamten Herzens normalisiert wird, ihre positiv-inotrope Wirkung dominiert oder durch ihre Effekte auf die Kapazitätsgefäße der venöse Rückfluß gesteigert werden kann.

5.2.5.2 Interpretation hämodynamischer Parameter während PEEP

Da der Erfolg der verschiedenen Therapiemodalitäten (Volumen, vasoaktive Substanzen) und das Ausmaß der unerwünschten Nebenwirkungen der PEEP-Beatmung beim individuellen Patienten nur schwer vorhersehbar sind, erfordert die Optimierung der O_2-Versorgung des Gewebes beim akuten Lungenversagen eine präzise Überwachung der Herz-Kreislauf-Funktion.

Klinisch wird routinemäßig der zentrale Venendruck und weniger häufig der pulmokapilläre Verschlußdruck (PCWP) mittels Einschwemmkatheter bestimmt. Die von uns nachgewiesene Dissoziation der enddiastolischen Drücke von RV und LV bei höheren PEEP-Stufen zeigt eindeutig, daß die Überwachung nur einer der beiden Größen irreführend sein kann. Die durchgeführte Messung transmuraler und damit effektiver Ventrikeldrücke während PEEP stößt am Patienten auf methodische Schwierigkeiten [372]. Im Tierexperiment hat sich zwar bis zu PEEP von 20 cm H_2O die Ösophagusdruckmessung in Seitenlage [69] als brauchbar zur Bestimmung des juxtakardialen Druckes erwiesen, doch wird angesichts der Vielzahl von Einflußgrößen, welche die Füllungsdrücke als Maß für die Vorlast beider Ventrikel beeinträchtigen [3, 60], selbst eine zuverlässige Bestimmung *transmuraler* Drücke fragwürdig.

Bei den Krankheitsbildern Sepsis und ARDS, für die ein Parameter der Vorlast zur Steuerung der (Volumen)therapie unumgänglich ist, ist der rechte Vorhofdruck als Maß für das enddiastolische Volumen des RV ungeeignet [77, 148, 177, 217]. Entsprechendes gilt für den LV: auch zwischen PCWP und dem enddiastolischen Volumen des LV bzw. dem Schlagvolumen von Patienten mit Sepsis oder nach Koronarbypassoperation besteht keine signifikante Korrelation [129, 148]. Dies kann durch eine geänderte myokardiale Compliance unter dem Einfluß neurohumoraler Stimulation, sowie infolge von Ischämie oder akuter Dilatation der Herzkammern erklärt werden [238, 265]. Die ventrikuläre Interdependenz und die Tamponade des Herzens durch die Lunge kommen bei PEEP-Beatmung als Einflüsse auf die Druck-Volumen-Beziehung des LV hinzu.

Die klinisch übliche Messung des PCWP erfordert darüber hinaus eine Reihe von Annahmen, die in der Praxis unter den Bedingungen der PEEP-Beatmung entweder nicht gegeben sind oder aber nicht kontrolliert werden können [255]. Da die Lungenkapillaren kollabieren, wenn der extravaskuläre den intravasalen Druck überschreitet, repräsentiert der PCWP nur dann den Füllungsdruck des LV, wenn die pulmonale Strombahn distal des verschlossenen Pulmonalarterienastes der Zone 3 nach West et al. [408] entspricht. Dies setzt bei normalen Füllungsdrücken eine Lage der Katheterspitze unterhalb der Ebene des linken Vorhofs voraus. Diese Bedingung ist am liegenden Patienten infolge des präferentiellen Blutflusses in die dorsalen Lungenabschnitte zwar in der Mehrzahl der Fälle erfüllt, doch wird die Position der Katheterspitze in der Praxis selten verifiziert und kann sich - bevorzugt geschieht dies im Moment des Aufblasen des Ballons - jederzeit verändern. Die Ausdehnung der Zone 3 hängt definitionsgemäß sowohl vom intraalveolären Druck als auch vom Druck im linken Vorhof ab, beides Größen, die durch PEEP gegensinnig beeinflußt werden. Es ist daher zu erwarten, daß diese Prämissen bei hohem PEEP nur für wenige Lungenbezirke gelten. Aus diesem Grund wurde in der vorliegenden Arbeit der PCWP nicht bewertet. Versuche, den "wahren" Anstieg des LVEDP während PEEP aus der Differenz des gemessenen Anstieges des PCWP und des gemessenen Anstieges des mittleren rechten Vorhofdruckes zu berechnen [82], erscheinen angesichts der limitierten Aussagekraft des LVEDP bei geänderter Ventrikelcompliance wenig sinnvoll. Gleiches gilt für die Abschätzung des aktuellen intrathorakalen Druckes anhand der Änderungen des mittleren Atemwegsdruckes [251, 255].

Die unter PEEP klinisch meßbaren Füllungsdrücke stellen demnach nur ein unbefriedigendes Maß der Vorlast dar. Den RV betreffend wurde ein Teil dieser Schwierigkeiten durch die Entwicklung [171] der modifizierten Thermodilutionstechnik mit schneller Temperaturantwort beseitigt [13, 43, 253]. Die dadurch mögliche Bestimmung der Auswurffraktion des RV und die Berechnung der Ventrikelvolumina hat sich jedoch noch nicht als Routineverfahren etabliert. Das gegensinnige Verhalten der Durchmesser bzw. der Querschnittsflächen beider Ventrikel zeigt allerdings auch, daß die Bestimmung des enddiastolischen Volumens des RV keine Rückschlüsse auf das Volumen des LV während PEEP zuläßt.

Wegen des apparativen Aufwandes ist die simultane Bestimmung der Volumina beider Ventrikel mit Hilfe der Radionuklidventrikulographie im Bereich der Intensivmedizin bisher wissenschaftlichen Fragestellungen vorbehalten [22, 225]. Außerdem erlaubt dieses Verfahren keine häufige Wiederholung der Messungen. Auch können eine Änderung der Kontraktionsdynamik des LV und die paradoxen Septumbewegungen während PEEP, wie sie erstmals in dieser Arbeit beschrieben wurden, mit den am Krankenbett einsetzbaren szintigraphischen Systemen nicht verifiziert werden.

Die Effekte von PEEP auf die dynamische Ventrikelgeometrie können an Patienten nur echokardiographisch erfaßt werden. Die beschriebenen Schwierigkeiten, das Herz beatmeter Patienten bei transthorakaler Anlotung ausreichend gut darzustellen (s. 5.1.7), machen diese Fragestellung zu einer Domäne der transösophagealen Echokardiographie. Das Erkennen paradoxer Septumbewegungen bei einem PEEP-beatmeten Patienten mit niedrigem Herzzeitvolumen hat jedoch klare Konsequenzen für die Praxis: als Zeichen einer Dilatation des RV auf Kosten des LV weist ein solcher Befund darauf hin, daß eine weitere Volumenzufuhr - die angesichts der Effekte von PEEP auf den venösen Rückfluß und das Herzzeitvolumen grundsätzlich indiziert und naheliegend ist - deletäre Konsequenzen haben kann. Die Ergebnisse dieser Arbeit zeigen, daß die Werte des RAP zu diesem Zeitpunkt noch keineswegs als Zeichen einer Volumenüberlastung gewertet werden können. Die klinisch häufig eingesetzte probatorische Volumenbelastung und die Kontrolle ihrer Wirksamkeit anhand der Änderungen der Füllungsdrücke können problematisch sein: bewegt sich der RV im Bereich des steilen Schenkels der Druck-Volumen-Beziehung und bestehen darüber hinaus wenig Möglichkeiten, das zugeführte Volumen unmittelbar wieder zu entfernen (z. B. wegen akuten Nierenversagens im Rahmen eines Multiorganversagens), wird eine Verstärkung der ventrikulären Interdependenz zu einer weiteren Verschlechterung der Auswurfleistung des LV führen. Aus dieser in der Intensivmedizin nicht seltenen Konstellation [180, 349] läßt sich zugleich die wichtige Konsequenz aus den vorliegenden Untersuchungen ableiten: Für ein niedriges Herzzeitvolumen während PEEP kann die beeinträchtigte Pumpfunktion des LV infolge ventrikulärer Interdependenz bei dilatiertem RV verantwortlich sein. Auch wenn im Einzelfall keine Möglichkeit besteht, mit Hilfe der transthorakalen oder gar der 2D-TEE den Füllungszustand und die Kontraktionsdynamik der Ventrikel zu objektivieren, muß an diese Konstellation gedacht werden.

Eine Optimierung des systemischen O_2-Angebots durch "Versuch und Irrtum", wie sie in der Praxis oft notwendig ist, wäre gefahrloser durchzuführen, wenn ein zuverlässiges Verfahren zur kontinuierlichen Messung des Herzzeitvolumens bei Intensivpatienten zur Verfügung stünde [83]. Weder die Technik der transthorakalen Impedanzmessung [86, 403], noch die verfügbaren Dopplerultraschallmeßsysteme sind dafür gegenwärtig geeignet [344, 379]. Als indirekter Parameter zur Abschätzung des Herzzeitvolumens dient die gemischtvenöse O_2-Sättigung, die über die Fiberoptik eines Pulmonalis-Einschwemmkatheters bei Intensivpatienten kontinuierlich gemessen werden kann [19]. Konstanten O_2-Verbrauch und ungestörte O_2-Extraktion vorausgesetzt, kann aus den Änderungen dieser Größe auf Änderungen des Herzzeitvolumens geschlossen werden [298, 401]. Bei Sepsis und ARDS besteht aber aufgrund der gestörten O_2-Extraktion durch das Gewebe diese inverse Beziehung zwischen gemischtvenöser O_2-Sättigung und Herzzeitvolumen nicht [14, 132, 168, 240]. Dadurch wird dieser Parameter in seiner Wertigkeit bei dieser Patientengruppe stark beeinträchtigt.

Für die Patienten, die zur Aufrechterhaltung ihres pulmonalen Gasaustauschs hohe Atemwegsdrücke benötigen und bei denen zugleich eine instabile Herz-Kreislauf-Situation vorliegt, eröffnet die 2D-TEE die Möglichkeit, den Füllungszustand und die Pumpfunktion beider Ventrikel nichtinvasiv und kontinuierlich zu beurteilen, um daraus wichtige Informationen für die Therapie abzuleiten. Die Kombination der 2D-TEE mit der gepulsten Dopplerechokardiographie zur kontinuierlichen Bestimmung des Herzzeitvolumens [305] könnte in Zukunft die Anpassung von Beatmungsmodus und Herzfunktion weiter erleichtern und damit eine Optimierung des systemischen O_2-Angebots bei kritisch kranken Patienten ermöglichen. Bis heute stehen allerdings Ergebnisse prospektiver Studien aus, die zeigen könnten, daß mit diesem Therapiekonzept langfristig auch eine höhere Überlebensrate erzielt wird [149, 340, 386].

6 Zusammenfassung

Die Beatmung mit positiv-endexspiratorischem Druck (PEEP) ist ein etabliertes Verfahren bei der Therapie des akuten Lungenversagens (ARDS). Neben der erwünschten Verbesserung des pulmonalen Gasaustauschs kann PEEP jedoch auch einen Abfall des Herzzeitvolumens zur Folge haben. Der Nettoeffekt auf das systemische O_2-Angebot und damit die Gewebeoxygenierung ist daher beim individuellen Patienten oft nur schwer vorhersehbar.

Die Mechanismen, die den hämodynamischen Auswirkungen von PEEP zugrundeliegen, und ihre Bedeutung sind nach wie vor umstritten. Insbesondere die komplexen Auswirkungen von PEEP auf die Funktion des *rechten* Ventrikels (RV), und die Rolle der ventrikulären Interdependenz und deren Effekte auf die Funktionsbedingungen des linken Ventrikels (LV) sind nicht geklärt. Eine - im Vergleich zum erhöhten O_2-Bedarf - *relative* Minderperfusion der dilatierten freien Wand des RV wird als Ursache der rechtsventrikulären Dysfunktion diskutiert.

Ziel dieser Arbeit war es, die Auswirkungen einer kritisch verminderten Perfusion des RV auf die hämodynamischen Effekte der PEEP-Beatmung, das Ausmaß der ventrikulären Interdependenz und deren Konsequenzen für die dynamische Geometrie des LV zu untersuchen.

42 anästhesierte Hunde wurden in Akutversuchen instrumentiert und stufenweise mit endexspiratorischen Drücken von 0, 10, 15 und 20 cm H_2O beatmet. Das lokale Kontraktionsverhalten der freien Wand des RV und die Querdurchmesser beider Ventrikel in septal-lateraler bzw. anterior-posteriorer Richtung wurden mittels Sonomikrometrie gemessen. Die Kontraktionsdynamik des Herzens wurde mittels zweidimensionaler transösophagealer Echokardiographie analysiert. Um die Folgen des verminderten venösen Rückflusses zum Herzen bei steigendem intrathorakalem Druck zu eliminieren, wurde der *transmurale* Füllungsdruck des rechten Herzens durch Transfusion konstant gehalten.

In Versuchsreihe A untersuchten wir die Effekte einer akuten rechtsventrikulären Minderperfusion (Blutflußmessung mit der Microspheremethode), induziert durch Ligatur der rechten Koronararterie, auf das regionale Kontraktionsverhalten der freien Wand und die Parameter der globalen Kontraktilität (dp/dt_{max} und V_{max}) des RV sowie die Auswirkung der Ischämie auf die lokale und globale Kontraktilität des RV während PEEP-Beatmung. Versuchsreihe B diente der Analyse der dynamischen Ventrikelgeometrie anhand von Druck-Durchmesser-Diagrammen bei intaktem und ischämischem RV während PEEP. Die Bedeutung der ventrikulären Interdependenz sollte durch Versuche mit offenem bzw. geschlossenem Perikard geklärt werden.

Um die Ergebnisse der Versuchsreihen A und B zweifelsfrei werten zu können, wurde in Versuchsreihe C die Kontraktionsdynamik des intakten Herzens während PEEP-Beatmung echokardiographisch dargestellt.

Versuchsreihe A (n = 15): Die Ligatur der RCA bewirkte eine selektive Minderperfusion der Einflußbahn des RV, eine Dilatation des RV sowie eine Verschlechterung der lokalen Kontraktilität der freien Wand, jedoch keine Änderung der Parameter der globalen Kontraktilität des RV.

Trotz titrierter, am transmuralen Füllungsdruck orientierter Transfusion und konstanter rechtsventrikulärer Vorlast während jeder PEEP-Stufe nahmen Schlagvolumen- und Herzindex ab, und zwar unabhängig davon, ob der RV intakt oder ischämisch war. Obwohl sich die systolische Verkürzung der freien Wand v. a. bei intaktem RV während PEEP weiter verschlechterte, nahm die maximale intraventrikuläre Druckanstiegsgeschwindigkeit (dp/dt_{max}) als Maß der globalen Kontraktilität sowohl bei intakter als auch bei ischämischer freier Wand während PEEP von 10 und 20 cm H_2O zu.

Versuchsreihe B (n = 22): PEEP hatte trotz Volumenzufuhr und konstanten Füllungsdrücken des RV eine stufenweise Reduktion des Schlagvolumen- und Herzindex zur Folge; auch unter diesen Bedingungen blieb eine Ischämie der freien Wand ohne Einfluß auf die Hämodynamik während PEEP. Die Auswirkungen von PEEP waren bei geschlossenem Perikard stärker ausgeprägt als bei offenem Perikard. Obwohl sich die enddiastolischen Drücke des RV infolge der Transfusion während PEEP nicht änderten, sanken die transmuralen Füllungsdrücke des LV bei PEEP ≥ 15 cm H_2O ab. Diese Dissoziation der Füllungsdrücke hatte eine Verminderung des transseptalen Druckgradienten, bei höheren PEEP-Stufen bis hin zu negativen Werten, zur Folge. Die Parameter der Nachlast des RV, der transmurale systolische Druck im RV, der pulmonal-arterielle Druck, der pulmonale Gefäßwiderstand und der Querdurchmesser des RV nahmen mit jeder PEEP-Stufe zu.

Enddiastolischer und endsystolischer Durchmesser des RV nahmen mit PEEP gleichermaßen zu, folglich änderte sich die systolische Durchmesserverkürzung des RV nicht. Dagegen nahm der septal-laterale Durchmesser des LV enddiastolisch deutlich stärker ab als am Ende der Systole, woraus eine Verminderung der systolischen Verkürzung des LV bei jeder PEEP-Stufe resultierte. Die Druck-Durchmesser-Schleifen des LV ließen eine Änderung der dynamischen Ventrikelgeometrie erkennen, die in septal-lateraler Richtung durch eine protosystolische Zunahme des Querdurchmessers sowie durch dessen *Abnahme* während der iso-volumetrischen Relaxationsphase gekennzeichnet war. Der anterior-posteriore Durchmesser des LV wurde nicht verändert. Die Änderungen der dynamischen Ventrikelgeometrie waren bei geschlossenem Perikard und ischämischem RV am stärksten ausgeprägt. Trotz Volumenzufuhr nahm der septal-laterale Querdurchmesser des gesamten Herzens während PEEP ab.

Versuchsreihe C (n = 5): Die Auswertung der echokardiographischen Aufzeichnungen ergab, daß PEEP eine Änderung der Kontraktionsdynamik des Herzens induziert, die durch eine Linksverschiebung und Abflachung des interventrikulären Septums im Bereich der Einflußbahn des RV durch und eine paradoxe systolische Auswärtsbewegung des Septums in der frühen Systole charakterisiert ist.

Die Ergebnisse lassen folgende Schlußfolgerungen zu:

1) Als Ursache der Reduktion von Schlagvolumen und Herzzeitvolumen während Beatmung mit PEEP - auch nach Volumenzufuhr zur Kompensation des verminderten venösen Rückflusses - konnte erstmals eine geänderte dynamische Ventrikelgeometrie nachgewiesen werden. PEEP bewirkt über eine Dilatation des RV eine diastolische Linksverschiebung des Septums und induziert so paradoxe Septumbewegungen. Forcierte Volumenzufuhr während PEEP kann über diese Mechanismen die Herzfunktion verschlechtern.

2) Obwohl PEEP die kontraktile Funktion der freien Wand beeinträchtigt, hat PEEP keinen negativen Effekt auf die globalen Kontraktilitätsparameter des RV. Dies bestätigt die untergeordnete Bedeutung der freien Wand für die systolische Funktion des RV. Die paradoxe protosystolische Bewegung des intakten interventrikulären Septums trägt dagegen entscheidend zur Pumpfunktion des RV während PEEP bei.

3) Eine Minderperfusion des Myokards der freien Wand des RV hat keinen Einfluß auf die hämodynamischen Auswirkungen von PEEP. Maßnahmen, die darauf abzielen, über eine Optimierung der Myokarddurchblutung die Herzfunktion während PEEP zu verbessern, können deshalb nur Erfolg haben, wenn *zugleich* eine Minderperfusion des Septums oder des LV vorliegt. Dies trifft bei kritisch niedrigem arteriellem Druck für die Anwendung von Katecholaminen zu.

4) Die Nachlast des RV wird durch PEEP erhöht, wenn die Ventrikelfüllung durch Volumenzufuhr gewährleistet ist. Eine Verminderung der erhöhten Nachlast bei ARDS und PEEP-Beatmung durch Senkung des pulmonalen Gefäßwiderstandes kann sich bei der sekundären Bedeutung der kontraktilen Funktion der freien Wand nicht über eine verbesserte myokardiale O_2-Bilanz auswirken; vielmehr ist durch Vasodilatoren eine Reduktion des rechtsventrikulären Volumens anzunehmen, die über eine geringere ventrikuläre Interdependenz bessere Funktionsbedingungen für den LV schafft.

5) Das Ausmaß der ventrikulären Interdependenz kann mit dem klinisch üblichen Monitoring nicht erfaßt werden; dies erlauben erst die Messung der Ventrikelvolumina und die Darstellung der Kontraktionsdynamik des Herzens. Auch bei Patienten, die hohe Atemwegsdrücke zur Aufrechterhaltung ihres pulmonalen Gasaustauschs benötigen, wird dadurch ein differenzierter Einsatz von Volumen, Katecholaminen und anderen vasoaktiven Substanzen möglich. Ziel dieser Maßnahmen ist die Optimierung des O_2-Gesamtangebots.

Literatur

1. Agarwal JB, Yamazaki H, Bodenheimer MM, Banka VS, Helfant RH (1981) Effects of isolated interventricular septal ischemia on global and segmental function of the canine right and left ventricle. Am Heart J 102:654-658
2. Akaishi M, Weintraub WS, Schneider RM, Klein LW, Agarwal JB, Helfant RH (1986) Analysis of systolic bulging - Mechanical characteristics of acutely ischemic myocardium in the conscious dog. Circ Res 58:209-217
3. Alderman EL, Glantz SA (1976) Acute hemodynamic interventions shift the diastolic pressure-volume curve in man. Circulation 54:662-671
4. Appel PL, Shoemaker WC (1984) Hemodynamic and oxygen transport effects of prostaglandin E_1 in patients with adult respiratory distress syndrome. Crit Care Med 12:528-529
5. Armour JA, Page JB, Randall WC (1970) Interrelationship of architecture and function of the right ventricle. Am J Physiol 218:174-179
6. Arndt JO (1984) Injektionsanästhetika und ihre Wirkung auf den Kreislauf und seine Regulation. In: Lehmann Ch, Landauer B, Roth H (Hrsg) Intravenöse Narkosemittel. Perimed, Erlangen, S 75-86
7. Artigas A, Estorch M, Carrio I, Rodriguez Arias JM, Berna L, Giujaume M (1988) Study of total and regional right ventricular contractility. Intensive Care Med 14(Suppl 1):347-347(Abstract)
8. Artigas A, Roglan A, Martinez R (1987) Pulmonary hypertension in the adult respiratory distress syndrome. In: Vincent JL, Suter PM (eds) Update in intensive care and emergency medicine 2. Cardiopulmonary interactions in acute respiratory failure. Springer, Berlin Heidelberg New York Tokyo, S 203-225
9. Arts T, Meerbaum S, Reneman RS, Corday E (1984) Torsion of left ventricle during the ejection phase in the intact dog. Cardiovasc Res 18:183-193
10. Ashbaugh DG, Bigelow DB, Petty TL, Levine BE (1967) Acute respiratory distress in adults. Lancet II:319-323
11. Ashbaugh DG, Petty TL, Bigelow DB, Harris TM (1969) Continuous positive-pressure breathing in adult respiratory distress syndrome. J Thorac Cardiovasc Surg 57:31-41
12. Assmann R, Falke KJ (1987) Cyclic modulation of thermal right ventricular ejection fraction during controlled mechanical ventilation. Intensive Care Med 13:217-218(Letter)
13. Assmann R, Falke KJ (1988) Pressure and volume assessment of right ventricular function during mechanical ventilation. Intensive Care Med 14:467-470
14. Astiz ME, Rackow EC, Falk JL, Kaufman BS, Weil MH (1987) Oxygen delivery and consumption in patients with hyperdynamic shock. Crit Care Med 15:26-28
15. Augustin HJ, Bischoff K, Engels Th (1979) Der Einfluß von Dopamin auf die Nierenfunktion während kontinuierlicher Überdruckbeatmung (PEEP). Anaesthesist 28:159-162
16. Backhaus K, Erichson B, Plinke W, Schuchard-Ficher C, Weiber R (1987) Multivariate Analysemethoden, 4. Aufl. Springer, Berlin Heidelberg New York Tokyo
17. Badke FR (1982) Left ventricular dimensions and function during right ventricular pressure overload. Am J Physiol 242:H611-H618
18. Barlow G, Knott DH (1964) Hemodynamic alterations after 30 minutes of pentobarbital sodium anesthesia in dogs. Am J Physiol 207:764-766
19. Beale PL, McMichan JC, Marsh MB, Sill JC, Southern PA (1982) Continuous monitoring of mixed venous saturation in critically ill patients. Anesth Analg 61:513-517

20. Bellamy RF, Lowensohn HS (1980) Effect of systole on coronary pressure-flow relations in the right ventricle of the dog. Am J Physiol 238:H481-H486
21. Bemis CE, Serur JR, Borkenhagen D, Sonnenblick EH, Urschel CW (1974) Influence of right ventricular filling pressure on left ventricular pressure and dimension. Circ Res 34:498-504
22. Berger HJ, Matthay RA, Pytlik L, Gottschalk A, Zaret BL (1979) First-pass radionuclide assessment of right and left ventricular performance in patients with cardiac and pulmonary disease. Semin Nucl Med 9:275-292
23. Bergmann H Jr, Bergmann H, Necek S, Blauhut B (1985) Nichtinvasives Monitoring mittels Echocardiographie. 2. HZV-Bestimmung und Vergleich von volatilen Anästhetika. Anaesthesist 34:563-570
24. Bergmann H Jr, Necek S, Bergmann H (1984) Nichtinvasives Monitoring mittels Echocardiographie. 1. Ventrikelfunktion nach Thiopental und Beatmung. Anaesthesist 33:366-373
25. Beyer J (1980) Tierexperimetelle Untersuchungen zur regionalen Organdurchblutung und lokalen Sauerstoffversorgung bei Beatmung mit positiv-endexspiratorischem Druck. Habilitationsschrift, Ludwig-Maximilians-Universität, München
26. Beyer J, Beckenlechner P, Messmer K (1982) The influence of PEEP ventilation on organ blood flow and peripheral oxygen delivery. Intensive Care Med 8:75-80
27. Beyer J, Meßmer K (1982) Organdurchblutung und Sauerstoffversorgung bei PEEP. Springer, Berlin Heidelberg New York Tokyo (Anästhesiologie und Intensivmedizin, Bd 145)
28. Beyer J, Schosser R, Messmer K (1981) Coronary blood flow during PEEP ventilation. Bibliothca anat 20:521-524
29. Bihari D (1988) Oxygen delivery and consumption in the critically ill: their relation to the development of mutliple organ failure. In: Kox W, Bihari D (eds) Shock and the adult respiratory distress syndrome. Springer, Berlin Heidelberg New York Tokyo, pp 95-121
30. Bihari D, Smithies M, Gimson A, Tinker J (1987) The effects of vasodilation with prostacyclin on oxygen transport and uptake in critically ill patients. N Engl J Med 317:397-402
31. Bihari DJ (1987) Mismatch of the oxygen supply and demand in septic shock. In: Vincent JL, Thijs LG (eds) Update in intensive care and emergency medicine 4. Septic shock. Springer, Berlin Heidelberg New York Tokyo, pp 148-160
32. Bihari DJ (1987) Prevention of multiple organ failure in the critically ill. In: Vincent JL (ed) Update in intensive care and emergency medicine 3. Springer, Berlin Heidelberg New York Tokyo, pp 26-39
33. Biondi JW, Hines RL, Schulman DS, Soufer R, Barash PG (1986) The effect of PEEP on right ventricular systolic function. Anesthesiology A65:42(Abstract)
34. Biondi JW, Matthay RA (1986) The effect of positive end-expiratory pressure (PEEP) on right ventricular function. Am Rev Respir Dis 133:A303(Abstract)
35. Bishop MJ, Cheney FW (1986) Vasodilators worsen gas exchange in dog oleic-acid lung injury. Anesthesiology 64:435-439
36. Bjurstedt H, Rosenhammer G, Lindborg B, Hesser CM (1979) Respiratory and circulatory responses to sustained positive-pressure breathing and exercise in man. Acta Physiol Scand 105:204-214
37. Blazek G, Zimpfer M (1984) Effects of mechanical ventilation with prolonged inspiratory:expiratory ratio in critically ill patients - echocardiographic and hemodynamic findings. Anesthesiology V61:111(Abstract)
38. Boettcher DH, Vatner SF, Heyndrickx GR, Braunwald E (1978) Extent of utilization of the Frank-Starling mechanism in conscious dogs. Am J Physiol 234:H338-H345
39. Borow KM, Neumann A, Wynne J (1982) Sensitivity of end-systolic pressure-dimension and pressure-volume relations to the inotropic state in humans. Circulation 65:988-997
40. Bove AA, Santamore WP (1981) Ventricular interdependence. Prog Cardiovasc Dis 23:365-388
41. Boysen PG (1987) Hemodynamic effects of acute respiratory failure. In: Vincent JL, Suter PM (eds) Update in intensive care and emergency medicine 2. Cardiopulmonary interactions in acute respiratory failure. Springer, Berlin Heidelberg New York Tokyo, pp 38-48
42. Brent B, Berger HJ, Matthay RA, Mahler D, Pytlik L, Zaret BL (1982) Physiologic correlates of right ventricular ejection fraction in chronic obstructive pulmonary disease: a combined radionuclide and hemodynamic study. Am J Cardiol 50:255-262

43. Brienza A, Dambrosiso M, Bruno F, Lagioia V, Marucci M, Belpiede G, Giuliano R (1988) Right ventricular ejection fraction measurement in moderate acute respiratory failure (ARF). Effects of PEEP. Intensive Care Med 14:478-482

44. Brinker JA, Weiss JL, Lappe DL, Rabson JL, Summer WR, Permutt S (1980) Leftward septal displacement during right ventricular loading in man. Circulation 61:626-633

45. Broaddus VC, Berthiaume Y, Biondi JW, Matthay MA (1987) Hemodynamic management of the adult respiratory distress syndrome. J Intensive Care Med 2:190-213

46. Brooks H, Holland R, Al-Sadir J (1977) Right ventricular performance during ischemia: an anatomic and hemodynamic analysis. Am J Physiol 233:H500-H513

47. Brooks H, Kirk ES, Vokonas PS, Urschel CW, Sonnenblick EH (1971) Performance of the right ventricle under stress: relation to right coronary flow. J Clin Invest 50:2176-2183

48. Brown GW (1983) Errors, types I and II. Am J Dis Child 137:586-591

49. Buckberg GD, Luck JC, Payne B, Hoffman JE, Archie JP, Fixler DE (1971) Some sources of error in measuring regional blood flow with radioactive microspheres. J Appl Physiol 31:598-604

50. Buda AJ, Pinsky MR, Ingels NB, Daughters GT, Stinson EB, Alderman EL (1979) Effect of intrathoracic pressure on left ventricular performance. N Engl J Med 301:453-459

51. Budras KD, Fricke W (1983) Atlas der Anatomie des Hundes. Schlueter'sche Verlagshandlung, Hannover, S 18-19

52. Bugge-Asperheim B, Leraand S, Kiil F (1969) Local dimensional changes of the myocardium measured by ultrasonic technique. Scand J Clin Lab Invest 24:361-371

53. Calkins LM, Cork RC, Militzer HW (1984) Effect of high-frequency ventilation on left-ventricular function as measured by esophageal echocardiography. Anesthesiology A61:72(Abstract)

54. Calvin JE, Baer RW, Glantz SA (1985) Pulmonary artery constriction produces a greater right ventricular dynamic afterload than lung microvascular injury in the open chest dog. Circ Res 56:40-56

55. Calvin JE, Baer RW, Glantz SA (1986) Pulmonary injury depresses cardiac systolic function through Starling mechanism. Am J Physiol 251:722-733

56. Calvin JE, Driedger AA, Sibbald WJ (1981) Positive end-expiratory pressure (PEEP) does not depress left ventricular function in patients with pulmonary edema. Am Rev Respir Dis 124:121-128

57. Canada E, Benumof JL, Tousdale FR (1982) Pulmonary vascular resistance correlates in intact normal and abnormal canine lungs. Crit Care Med 10:719-723

58. Caplan RA, Bishop MJ, Cheney FW (1984) Effect of hydralazine on cardiac output and venous admixture in experimental lung injury. Am Rev Respir Dis 130:863-865

59. Carabello BA, Spann JF (1984) The uses and limitations of end-systolic indexes of left ventricular function. Circulation 69:1058-1064

60. Carlile PV (1985) Pitfalls in the interpretation of hemodynamic data. Prog Crit Care Med 2:69-86

61. Cassidy SS, Mitchell JH, Johnson RL (1982) Dimensional analysis of right and left ventricles during positive-pressure ventilation in dogs. Am J Physiol 242:H549-H556

62. Cassidy SS, Ramanthan M (1984) Dimensional analysis of the left ventricle during PEEP: relative septal and lateral wall displacements. Am J Physiol 246:H792-H805

63. Cassidy SS, Robertson CH, Pierce AK, Johnson RL (1978) Cardiovascular effects of positive end-expiratory pressure in dogs. J Appl Physiol 44:743-750

64. Chapell TR, Rubin LJ, Markham RV, Firth BG (1983) Independence of oxygen consumption and systemic oxygen transport in patients with either stable pulmonary hypertension or refractory left ventricular failure. Am Rev Respir Dis 128:30-33

65. Chenoweth MB, Van Dyke RA (1969) Choice of anesthetic agents for the dog. Fed Proc 28:1432-1435

66. Chin WD, Cheung HW, Driedger AA, Cunningham DG, Sibbald WJ (1985) Assisted ventilation in patients with preexisting cardiopulmonary disease. The effect on systemic oxygen consumption, oxygen transport, and tissue perfusion variables. Chest 88:503-511

67. Cournand A, Motley HL, Werko L (1948) Physiological studies of the effects of intermittent positive pressure breathing on cardiac output in man. Am J Physiol 152:162-174

68. Craig KC, Pierson DJ, Carrico CJ (1985) The clinical application of positive end-expiratory pressure (PEEP) in the adult respiratory distress syndrome (ARDS). Resp Care 30:184-201
69. Craven KD, Wood LDH (1981) Extrapericardial and oesophageal pressures with positive end-expiratory pressure in dogs. J Appl Physiol 51:R798-R805
70. Cross CE (1962) Right ventricular pressure and coronary flow. Am J Physiol 202:12-16
71. Culver BH, Marini JJ, Butler J (1981) Lung volume and pleural pressure effects on ventricular function. J Appl Physiol 50:630-635
72. Cummings RG, Hull-Ryde EA, Schumacher DJ, Bladergroen MR, Takei H, Lowe JE (1986) Differential susceptibility of the left ventricle, right ventricle, and interventricular septum to irreversible injury during total ischemia. Am Coll Surg(Surgical Forum) 37:295-298
73. Danek SJ, Lynch JP, Weg JG, Dantzker DR (1980) The dependence of oxygen uptake on oxygen delivery in the adult respiratory distress syndrome. Am Rev Respir Dis 122:387-395
74. Dantzker DR, Brook CJ, Dehart P, Lynch JP, Weg JG (1979) Ventilation-perfusion distributions in the adult respiratory distress syndrome. Am Rev Respir Dis 120:1039-1052
75. Deneke SM, Fanburg BL (1980) Normobaric oxygen toxicity of the lung. N Engl J Med 303:76-86
76. Dhainaut JF, Bons J, Devaux JY, Bricard C, Fourestie V, Schlemmer B, Monsailler JF (1982) Mechanisms of decreased right ventricular performance during PEEP. Intensive Care Med 8:245(Abstract)
77. Dhainaut JF, Brunet F, Villemant D (1987) Monitoring of right ventricular performance in the ICU. In: Vincent JL (ed) Update in intensive care and emergency medicine 3. Update 1987. Springer, Berlin Heidelberg New York pp 336-341
78. Dhainaut JF, Brunet F, Villemant D (1987) Evaluation of right ventricular function by thermodilution techniques. In: Vincent JL, Suter PM (eds) Update in intensive care and emergency medicine 2. Cardiopulmonary interactions in acute respiratory failure. Springer, Berlin Heidelberg New York Tokyo, pp 95-106
79. Dhainaut JF, Devaux JY, Monsailler JF, Brunet F, Villemant D, Huyghebaert MF (1986) Mechanisms of decreased left ventricular preload during continuous positive pressure ventilation in ARDS. Chest 90:74-80
80. Dhainaut JF, Devaux JY, Schlemmer B, Salmon O, Fourestie V, Carli A, Monsallier JF (1983) Effects of PEEP on right ventricular function in ARDS patients. Intensive Care Med 9:149(Abstract)
81. Ditchey R (1984) Volume-dependent effects of positive airway pressure on intracavitary left ventricular end-diastolic pressure. Circulation 69:815-821
82. Ditchey RV, Lindenfeld J, Grogan EW, Zerbe GO (1985) A potential method of correcting intracavitary left ventricular filling pressures for the effects of positive end-expiratory airway pressure. Circulation 72:660-667
83. Dobb GJ, Donovan KD (1987) Non-invasive methods of measuring cardiac output. Intensive Care Med 13:304-309
84. Domenech RJ, Ayuy AH (1974) Total and regional coronary blood flow during right ventricular pressure overload. Cardiovasc Res 8:611-620
85. Domenech RJ, Hoffman JE, Noble MM, Saunders KB, Henson JR, Subijanto S (1969) Total and regional coronary blood flow measured by radioactive microspheres in conscious and anesthetized dogs. Circ Res 25:581-596
86. Donovan KD, Dobb GJ, Woods WP, Hockings BE (1986) Comparison of transthoracic electrical impedance and thermodilution methods for measuring cardiac output. Crit Care Med 14:1038-1044
87. Dorinsky PM, Hamlin RL, Gadek JE (1987) Alterations in regional blood flow during positive end-expiratory pressure ventilation. Crit Care Med 15:106-113
88. Drazen JM, Kamm RD, Slutsky AS (1984) High-frequency ventilation. Physiol Rev 64:505-543
89. Dueck R, Wagner PD, West JB (1977) Effects of positive end-expiratory pressure on gas exchange in dogs with normal and edematous lungs. Anesthesiology 47:359-366
90. Duma S, Baum M, Benzer H, Koller W, Mutz N, Pauser G (1982) Inversed Ratio Ventilation (IRV) nach kardiochirurgischen Eingriffen. Anaesthesist 31:549-556
91. Ellis AK, Klocke FJ (1979) Effects of preload on the transmural distribution of perfusion and pressure-flow relationship in the canine coronary vascular bed. Circ Res 46:68-77

92. Ellman H, Dembin H (1982) Lack of adverse hemodynamic effects of PEEP in patients with acute respiratory failure. Crit Care Med 10:706-711
93. Elzinga G, Piene H, de Jong JP (1980) Left and right ventricular pump function and consequences of having two pumps in one heart. A study on the isolated cat heart. Circ Res 46:564-574
94. Elzinga G, van Grondelle R, Westerhof N, van den Bos GC (1974) Ventricular interference. Am J Physiol 226:941-947
95. Erbel R, Mohr-Kahaly S, Drexler M, Schreiner G, Börner N, Schuster S, Henkel B, Pfeiffer C, Meyer J (1986) Erweiterung der kardialen Diagnostik mittels transösophagealer Echokardiographie. Med Klin 81:251-257
96. Falke CJ, Pontoppidan H, Kumar A, Leith DE, Geffin A, Laver MB (1972) Ventilation with end-expiratory pressure in acute lung disease. J Clin Invest 51:2315-2323
97. Feneley M, Gavaghan T (1986) Paradoxical and pseudoparadoxical interventricular septal motion in patients with right ventricular volume overload. Circulation 74:230-238
98. Feneley MP, Gavaghan TP, Baron DW, Branson JA, Roy PR, Morgan JJ (1985) Contribution of left ventricular contraction to the generation of right ventricular systolic pressure in the human heart. Circulation 71:473-480
99. Fermoso JD, Richardson TQ, Guyton AC (1964) Mechanism of decrease in cardiac output caused by opening the chest. Am J Physiol 207:1112-1116
100. Fewell JE, Abendschein DR, Carlson CJ, Rapaport E, Murray JF (1980) Mechanism of decreased right and left ventricular end-diastolic volumes during continuous positive-pressure ventilation in dogs. Circ Res 47:467-472
101. Fewell JE, Abendschein DR, Carlson J, Murray JF, Rapaport E (1980) Continuous positive-pressure ventilation decreases right and left ventricular end-diastolic volumes in the dog. Circ Res 46:125-132
102. Fifer MA, Braunwald E (1985) End-systolic pressure-volume and stress-length relations in the assessment of ventricular function in man. Adv Cardiol 32:36-55
103. Fisher AB (1980) Oxygen therapy - side effects and toxicity. Am Rev Respir Dis 5:61-69
104. Fixler DE, Archie JP, Ullyot DJ, Buckberg GD, Hoffman JIE (1973) Effects of acute right ventricular systolic hypertension on regional myocardial blood flow in anesthetized dogs. Am Heart J 85:491-500
105. Foex P (1987) Right ventricular contraction. In: Vincent JL, Suter PM (eds) Update in intensive care and emergency medicine 2. Cardiopulmonary interactions in acute respiratory failure. Springer, Berlin Heidelberg New York Tokyo, pp 72-80
106. Forst H, Racenberg J, Meßmer K (1988) Lokale und globale Kontraktilität des rechten Ventrikels bei Ischämie seiner freien Wand. Eine tierexperimentelle Studie. Anaesthesist 37:356-365
107. Forst H, Racenberg J, Schosser R, Messmer K (1987) Right ventricular tissue PO_2 in dogs. Effects of hemodilution and acute right coronary artery occlusion. Res Exp Med 187:159-174
108. Franklin D, Kemper WS, Patrick T, McKown D (1973) Technique for continuous measurement of regional myocardial segment dimensions in chronic animal preparations. Fed Proc 32:710- (Abstract)
109. Freeman GL, LeWinter MM (1986) Determinants of intrapericardial pressure in dogs. J Appl Physiol 60:758-764
110. Freud GE, Stern MC, Watson H, Durrer D (1975) Activation of the hypertrophic right ventricle in the dog. Cardiovasc Res 9:302-313
111. Fusciardi J, Rouby JJ, Benhamou D, Viars P (1984) Hemodynamic consequences of increasing mean airway pressure during high-frequency jet ventilation. Chest 86:30-34
112. Ghignone M, Ducas J, Dobson K, Prewitt RM (1984) Acute cardiopulmonary effects of hydralazine in patients with acute respiratory distress syndrome (ARDS). Am Rev Respir Dis 129:A95(Abstract)
113. Ghignone M, Girling L, Prewitt RM (1984) Volume expansion versus norepinephrine in treatment of a low cardiac output complicating an acute increase in right ventricular afterload in dogs. Anesthesiology 60:132-135
114. Ghignone M, Girling L, Prewitt RM (1985) Effects of vasodilators on canine cardiopulmonary function when a decrease in cardiac output complicates an increase in right ventricular afterload. Am Rev Respir Dis 131:527-530

115. Gilbert EM, Haupt MT, Mandanas RY, Huaringa AJ, Carlson RW (1986) The effect of fluid loading, blood transfusion, and catecholamine infusion on oxygen delivery and consumption in patients with sepsis. Am Rev Respir Dis 134:873-878

116. Gisselson L, Rosberg B, Ericsson M (1982) Myocardial blood flow, oxygen uptake and carbondioxide release of the human heart during hemodilution. Acta Anaesth Scand 26:589-591

117. Glantz SA, Misbach GA, Moores WY, Mathey DG, Lekven J, Stowe DF, Parmley WW, Tyberg JV (1978) The pericardium substantially affects the left ventricular diastolic pressure-volume relationship in the dog. Circ Res 42:433-441

118. Glenski JA, Cucchiara RF, Michenfeldner JD (1986) Transoesophageal echocardiography and transcutaneous O_2 and CO_2 monitoring for detection of venous air embolism. Anesthesiology 64:541-545

119. Goetz AE, Berger R, Conzen PF, Brendel W (1988) Intravitalmikroskopie der Lungenzirkulation. In: Peter K, Lawin P, Unertl K, Kellermann W (Hrsg) Intensivmedizin 1988. Thieme, Stuttgart New York (INA, Bd 67, S 14-21)

120. Gold FL, Bache RJ (1982) Transmural right ventricular blood flow during acute pulmonary artery hypertension in the sedated dog. Circ Res 51:196-204

121. Goldberg HS (1987) Control of cardiac output by the circuit. In: Snyder JV, Pinsky MR (eds) Oxygen transport in the critically ill. Year Book Medical Publishers, Chicago London, pp 36-45

122. Goldberg HS, Pinsky MR (1987) Ventricular pump function. In: Snyder JV, Pinsky MR (eds) Oxygen transport in the critically ill. Year Book Medical Publishers, Chicago London, pp 25-35

123. Goldstein JA, Vlahakes GJ, Verrier ED, Schiller NB, Tyberg JV, Ports TA, Parmley WW, Chatterjee K (1982) The role of right ventricular systolic dysfunction and elevated intrapericardial pressure in the genesis of low output in experimental right ventricular infarction. Circulation 65:513-522

124. Goto Y, Yamamoto J, Saito M, Haze K, Sumiyoshi T, Fukami K, Hiramori K (1985) Effects of right ventricular ischemia on left ventricular geometry and the end-diastolic pressure-volume relationship in the dog. Circulation 72:1104-1114

125. Grindlinger GA, Manny J, Justice R, Dunham B, Shepro D, Hechtman HB (1979) Presence of negative inotropic agents in canine plasma during positive end-expiratory pressure. Circ Res 45:460-467

126. Guiha NH, Limas CJ, Cohn JN (1974) Predominant right ventricular dysfunction after right ventricular destruction in the dog. Am J Cardiol 33:254-258

127. Guzman PA, Maughan WL, Yin FC, Eaton LW, Brinker JA, Weisfeldt ML, Weiss JL (1981) Transseptal pressure gradient with leftward septal displacement during the Mueller manoeuvre in man. Br Heart J 46:657-662

128. Halden E, Jakobson S, Norlen K (1982) Effects of positive end-expiratory pressure on cardiac output distribution in the pig. Acta Anaesth Scand 26:403-408

129. Hansen RM, Viquerat CE, Matthay MA, Wiener-Kronish J, DeMarco T, Bahtia S, Marks JD, Botvinick EH, Chatterjee K (1986) Poor correlation between pulmonary arterial wedge pressure and left ventricular end-diastolic volume after coronary artery bypass graft surgery. Anesthesiology 64:764-770

130. Harken AH, Brennan MF, Smith B, Barsamian EM (1974) The hemodynamic response to positive end-expiratory ventilation in hypovolemic patients. Surgery 76:789-793

131. Hartung J (1987) Statistik. Lehr- und Handbuch der angewandten Statistik. 6. Aufl. Oldenbourg, München Wien

132. Haupt MT, Gilbert EM, Carlson RW (1985) Fluid loading increases oxygen consumption in septic patients with lactic acidosis. Am Rev Respir Dis 131:912-916

133. Hedenstierna G, White FC, Mazzone R, Wagner PD (1979) Redistribution of pulmonary blood flow in the dog with PEEP ventilation. J Appl Physiol 46:278-287

134. Heimisch W, Hagl S (1987) Dynamic changes in regional geometry and coherent myocardial contraction vectors of the left ventricle assessed by sonomicrometry. In: Kimmich HP, Neumann MR (eds) Biotelemetry. Doering Druck, Braunschweig, pp 117-120

135. Heimisch W, Hagl S, Gebhardt K, Meisner H, Mendler N, Sebening F (1981) Direct measurement of cyclic changes in regional wall geometry in the left ventricle of the dog. Innov Tech Biol Med 2:487-501

136. Heimisch W, Hagl S, Meisner H, Franklin D, Kemper WS (1975) Aufzeichnung lokaler Myokardfunktionen nach dem Ultraschall-Laufzeitprinzip. Biomed Technik 20(Suppl):135-136

137. Heinrich H, Fontaine L, Fösel T, Spilker D, Winter H, Ahnefeld FW (1986) Vergleichende echokardiographische Untersuchungen zur negativen Inotropie von Halothan, Enfluran und Isofluran. Anaesthesist 35:465-472

138. Heinrich H, Kremer P, Winter H, Wörsdorfer O, Ahnefeld FW (1985) Transösophageale zweidimensionale Echokardiographie bei Hüftendoprothesen. Anaesthesist 34:118-123

139. Helmholz HFJr (1981) Static total compliance and "best PEEP". Resp Care 26:637-638

140. Hemmer M (1987) Cardiovascular support during mechanical ventilation with PEEP. In: Vincent JL, Suter PM (eds) Update in intensive care and emergency medicine 2. Cardiopulmonary interactions in acute respiratory failure. Springer, Berlin Heidelberg New York Tokyo, pp 239-247

141. Henning RJ (1986) Effects of positive end-expiratory pressure on the right ventricle. J Appl Physiol 61:819-826

142. Henning RJ, Heyman V, Alcover I, Romeo S (1986) Cardiopulmonary effects of oleic acid-induced pulmonary edema and mechanical ventilation. Anesth Analg 65:925-932

143. Hess DS, Bache J (1979) Transmural right ventricular myocardial blood flow during systole in the awake dog. Circ Res 45:88-94

144. Hess OM, Bhargava V, Ross J, Shabetai R (1983) The role of the pericardium in interactions between the cardiac chambers. Am Heart J 106:1377-1383

145. Heymann MA, Payne BD, Hoffman JE, Rudolph AM (1977) Blood flow measurements with radionuclide-labeled particles. Prog Cardiovasc Dis 20:55-79

146. Heyndricks GR, Baig H, Nellens P, Leusen I, Fishbein MC, Vatner SF (1978) Depression of regional blood flow and wall thickening after brief coronary occlusion. Am J Physiol 234:H653-H659

147. Hines R, Barash PG (1987) Right ventricular failure. In: Kaplan JA (ed) Cardiac anesthesia, vol 2, 2nd ed. Grune & Stratton, Orlando New York, pp 995-1020

148. Hoffmann MJ, Greenfield LJ, Sugerman HJ, Tatum JL (1983) Unsuspected right ventricular dysfunction in shock and sepsis. Ann Surg 198:307-319

149. Holcroft JW, Vassar MJ, Weber CJ (1986) Prostaglandin E_1 and survival in patients with the adult respiratory distress syndrome. Ann Surg 203:371-378

150. Holt JP, Rhode EA, Kines H (1968) Ventricular volumes and body weight in mammals. Am J Physiol 215:704-715

151. Hoppe H, Schmidt HD, Seitz E (1976) The maximal rate of pressure rise in the right ventricle of isolated canine hearts in isovolemic and auxotonic systole under various hemodynamic and inotropic conditions. Basic Res Cardiol 71:530-541

152. Horwitz LD, Bishop VS (1972) Left ventricular pressure-dimension relationships in the conscious dog. Cardiovasc Res 6:163-171

153. Horwitz LD, Bishop VS, Stone HL, Stegall HF (1968) Continuous measurement of internal left ventricular diameter. J Appl Physiol 24:738-740

154. Hosenpud JD, Yung NN, Morton MJ (1983) Left ventricular pressure-volume relations shift to the left after long-term loss of pericardial restraint. Circulation 68:155-163

155. Howell JBL, Permutt S, Proctor DF, Riley RL (1961) Effect of inflation of the lung on different parts of pulmonary vascular bed. J Appl Physiol 16:71-76

156. Hudson LD (1983) Cardiovascular complications in acute respiratory failure. Resp Care 28:627-633

157. Hurford WE, Zapol WM (1988) The right ventricle in critical illness: a review of anatomy, physiology, and clinical evaluation of its function. Intensive Care Med 14:448-457

158. Isner JM, Roberts WC (1978) Right ventricular infarction complicating left ventricular infarction secondary to coronary heart disease. Frequency, location, associated findings and significance from analysis of 236 necropsy patients with acute or healed myocardial infarction. Am J Cardiol 42:885-894

159. Jacobs HK, Venus B (1983) Left ventricular regional myocardial blood flows during controlled positive pressure ventilation and positive end-expiratory pressure in dogs. Crit Care Med 11:872-875

160. Jakob R, Gülch RW, Ebrecht G (1978) Die lastfreie Verkürzungsgeschwindigkeit des Myokards als Kontraktilitätsmaß. Med Klin 73:317-320
161. Janicki JS, Weber T (1980) The pericardium and ventricular interaction, distensibility, and function. Am J Physiol 238:H494-H503
162. Jardin F, Farcot JC, Boisante L, Curien N, Margairaz A, Bourdarias JP (1981) Influence of positive end-expiratory pressure on left ventricular performance. N Engl J Med 304:387-392
163. Jardin F, Farcot JC, Gueret P, Prost JF, Ozier Y, Bourdarias JP (1984) Echocardiographic evaluation of ventricles during continuous positive airway pressure breathing. J Appl Physiol 56:619-627
164. Jardin F, Gurdjian F, Fouilladieu JL, Goudot B, Margairaz A (1979) Pulmonary and systemic haemodynamic disorders in the adult respiratory distress syndrome. Intensive Care Med 5:127-133
165. Jensen U, Forst H (1987) Beatmung und Hämodynamik. In: Lawin P (Hrsg) Aktuelle Aspekte und Trends der respiratorischen Therapie. Springer, Berlin Heidelberg New York Tokyo, S 118-136
166. Jones RL, King EG (1973) Evaluation of positive end-expiratory pressure in hypoxemic dogs. J Appl Physiol 35:213-219
167. Kahn RC, Zaroulis C, Goetz W, Howland WS (1986) Hemodynamic oxygen transport and 2,3-diphosphoglycerate changes after transfusion of patients in acute respiratory failure. Intensive Care Med 12:22-25
168. Kariman K, Burns S (1985) Regulation of tissue oxygen extraction is disturbed in adult respiratory distress syndrome. Am Rev Respir Dis 132:109-114
169. Katz JA, Ozanne GM, Zinn SE, Fairley HB (1981) Time course and mechanisms of lung-volume increase with PEEP in acute pulmonary failure. Anesthesiology 54:9-16
170. Kaufman BS, Rackow EC, Falk JL (1984) The relationship between oxygen delivery and consumption during fluid resuscitation of hypovolemic and septic shock. Chest 85:336-340
171. Kay HR, Afshari M, Barash P, Webler W, Iskandrian A, Bemis C, Hakki A, Mundth ED (1983) Measurement of ejection fraction by thermal dilution techniques. J Surg Res 34:337-346
172. Keith A (1924) Fate of the bulbus cordis in the human heart. Lancet II:1267-1273
173. Kelly DT, Spotnitz HM, Beiser GD, Pierce JE, Epstein SE (1971) Effects of chronic right ventricular volume and pressure loading on left ventricular performance. Circulation 44:403-412
174. Kent RS, Carew TE, LeWinter MM, Covell JW (1978) Comparison of left ventricular free wall and septal diastolic compliance in the dog. Am J Physiol 234:H392-H398
175. Kerber RE, Dippel WF, Abboud FM (1973) Abnormal motion of the interventricular septum in right ventricular volume overload. Circulation 48:86-96
176. Kessler M, Lübbers DW (1966) Aufbau und Anwendungsmöglichkeiten verschiedener pO_2 Elektroden. Pfluegers Arch 291:82-87
177. Kimichi A, Ellrodt G, Berman DS, Riedinger MS, Swan HJ, Murata GH (1984) Right ventricular performance in septic shock: a combined radionuclide and hemodynamic study. J Am Coll Cardiol 4:945-951
178. King RB, Bassingthwaighte JB, Hales JR, Rowell LB (1985) Stability of heterogeneity of myocardial blood flow in normal awake baboons. Circ Res 57:285-295
179. Kirby RR, Perry JC, Calderwood HW, Ruiz BC, Lederman DS (1975) Cardiorespiratory effects of high positive end-expiratory pressure. Anesthesiology 43:533-539
180. Knobel E, Fernandes CJ, Akamine N, Andrei AM, Plastino RT, Kasiniski N, Feher J (1987) Right ventricular influence on left ventricular performance in septic patients. Crit Care Med 15:1158-1159
181. Kolin A, Ross G, Gaal P, Austin S (1964) Simultaneous electromagnetic measurement of blood flow in the major coronary arteries. Nature 203:148-150
182. Konstadt SN, Thys D, Mindich BP, Kaplan JA, Goldman M (1986) Validation of quantitative intraoperative transoesophageal echocardiography. Anesthesiology 65:418-421
183. Koolen JJ, Visser CE, Wever E, van Wezel H, Dunning AJ (1987) Transoesophageal two-dimensional echocardiographic evaluation of biventricular dimension and function during positive end-expiratory pressure ventilation after coronary bypass grafting. Am J Cardiol 59:1047-1051
184. Krayenbuehl HP (1981) Beurteilung der Ventrikel- und Myokardfunktion. In: Krayenbuehl HP, Kübler W (Hrsg) Kardiologie in Klinik und Praxis, Bd I. Thieme, Stuttgart, S 25.1-25.12

185. Kremer P, Cahalan M, Beaupre P, Schröder E, Hanrath P, Heinrich H, Ahnefeld FW, Bleifeld W, Hamilton W (1985) Intraoperative Überwachung mittels transösophagealer zweidimensionaler Echokardiographie. Anaesthesist 34:111-117
186. Kumar A, Falke KJ, Geffin B, Aldredge CF, Laver MB, Lowenstein E, Pontoppidan H (1970) Continuous positive-pressure ventilation in acute respiratory failure. N Engl J Med 283:1430-1436
187. Lambert CR, Nichols WW, Pepine CJ (1983) Indices of ventricular contractile state: comparative sensitivity and specifity. Am Heart J 106:136-144
188. Lancet-Editorial (1986) Adult respiratory distress syndrome. Lancet I:301-303
189. Langille BL, Jones DR (1977) Mechanical interaction between the ventricles during systole. Can J Physiol Pharmacol 55:373-382
190. Larsen R (1985) Anaesthesie. Urban & Schwarzenberg, München Wien, S 148-178
191. Laver MB (1975) Acute respiratory failure: more questions, fewer answers. Anesthesiology 43:611-613
192. Laver MB, Pohost GM, Strauss HW (1980) Hemodynamic adjustments in acute respiratory failure: the role of the right ventricle. In: Peter K (Hrsg) Akute respiratorische Insuffizienz. Springer, Heidelberg New York Tokyo (Anästhesiologie und Intensivmedizin, Bd 131, S 104-121)
193. Laver MB, Strauss HW, Pohost GM (1979) Right and left ventricular geometry: adjustments during acute respiratory failure. Crit Care Med 7:509-519
194. Lee JM, Boughner DR (1985) Mechnical properties of human pericardium. Differences in viscoelastic response when compared with canine pericardium. Circ Res 55:475-481
195. Lee KY, Molloy DW, Slykerman L, Prewitt RM (1983) Effects of hydralazine and nitroprusside on cardiopulmonary function when a decrease in cardiac output complicates a short-term increase in pulmonary vascular resistance. Circulation 68:1299-1303
196. LeWinter M, Pavelec R (1982) Influence of the pericardium on left ventricular end-diastolic pressure-segment relataions during early and later stages of experimental chronic volume overload in dogs. Circ Res 50:501-509
197. LeWinter MM, Kent RS, Kroener JM, Carew TE, Covell JW (1975) Regional differences in myocardial performance in the left ventricle of the dog. Circ Res 37:191-199
198. Liebman PR, Patten MT, Manny J, Shepro D, Hechtman HB (1978) The mechanism of depressed cardiac output on positive end-expiratory pressure (PEEP). Surgery 83:594-598
199. Little WC, Badke FR, O'Rourke RA (1984) Effect of right ventricular pressure on the end-diastolic left ventricular pressure-volume relationship before and after chronic right ventricular pressure overload in dogs without pericardia. Circ Res 54:719-730
200. Little WC, Reeves RC, Arciniegas J, Katholi RE, Rogers EW (1982) Mechanism of abnormal interventricular septal motion during delayed left ventricular activation. Circulation 65:1486-1491
201. Lloyd TC (1982) Mechanical cardiopulmonary interdependence. J Appl Physiol 52:333-339
202. Lorell B, Leinbach RC, Pohost GM, Gold HK, Dingmore RE, Hutter AM, Pastore JO, Descantis RW (1979) Right ventricular infarction. Clinical diagnosis and differentiation from cardiac tamponade and pericardial constriction. Am J Cardiol 43:465-471
203. Lowensohn HS, Khouri EM, Gregg DE, Pyle RL, Patterson RE (1976) Phasic right coronary artery blood flow in conscious dogs with normal and elevated right ventricular pressures. Circ Res 39:760-766
204. Lowenstein E, Reiz S (1987) Effects of inhalation anesthetics on systemic hemodynamics and the coronary circulation. In: Kaplan JA (ed) Cardiac anesthesia. Volume 1. 2nd Ed. Grune & Stratton, Orlando New York, pp 3-35
205. Luce JM (1984) The cardiovascular effects of mechanical ventilation and positive end-expiratory pressure. J Am Med Assoc 252:807-811
206. Lutch JS, Murray JF (1972) Continuous positive-pressure ventilation: effects on systemic oxygen transport and tissue oxygenation. Ann Intern Med 76:193-202
207. Malo J, Jameel A, Wood LD (1984) How does positive end-expiratory pressure reduce intrapulmonary shunt in canine pulmonary edema? J Appl Physiol 57:1002-1010
208. Manny J, Grindlinger G, Mathe' AA, Hechtman HB (1978) Positive end-expiratory pressure, lung stretch, and decreased myocardial contractility. Surgery 84:127-133

209. Manny J, Justice R, Hechtman HB (1979) Abnormalities in organ blood flow and its distribution during positive end-expiratory pressure. Surgery 85:425-432
210. Manny J, Patten MT, Liebman PR, Hechtman HB (1978) The association of lung distension, PEEP and biventricular failure. Ann Surg 18:151-157
211. Manohar M (1985) Transmural coronary vasodilator reserve, and flow distribution during tachycardia in conscious young swine with right ventricular hypertrophy. Cardiovasc Res 19:104-112
212. Manohar M, Bisgard GE, Bullard V, Will JA, Anderson D, Rankin JH (1978) Myocardial perfusion and function during acute right ventricular systolic hypertension. Am J Physiol 235:H628-H636
213. March HW, Ross JK, Lower RR (1962) Observations on the behavior of the right ventricular outflow tract, with refernce to its developement origins. Am J Med 32:835-845
214. Marini JJ, Culver BH, Butler J (1981) Effect of positive end-expiratory pressure on canine ventricular function curves. J Appl Physiol 51:1367-1374
215. Marini JJ, O'Quin R, Culver BH, Butler J (1982) Estimation of transmural cardiac pressures during ventilation with PEEP. J Appl Physiol 53:R384-R391
216. Martin C, Saux P, Albanese J, Bonneru JJ, Gouin F (1987) Right ventricular function during positive end-expiratory pressure. Thermodilution evaluation and clinical application. Chest 92:999-1004
217. Martyn JAJ, Snider MT, Farago LF, Burke JF (1981) Thermodilution right ventricular volume: a novel and better predictor of volume replacement in acute thermal injury. J Trauma 21:619-626
218. Maruyama Y, Ashikawa K, Isoyama S, Kanatsuka H, Ino-Oka E, Takishima T (1982) Mechanical interactions between four heart chambers with and without the pericardium in canine hearts. Circ Res 50:86-100
219. Mason DT (1969) Usefulness and limitations of the rate of rise of intraventricular pressure (dp/dt) in the evaluation of myocardial contractility in man. Am J Cardiol 23:516-527
220. Mason DT, Spann JF, Zelis R (1970) Quantification of the contractile state of the intact human heart. Am J Cardiol 26:248-257
221. Matamis D, Lemaire F, Harf A, Teisseire B, Brun-Buisson C (1984) Redistribution of pulmonary blood flow induced by positive end-expiratory pressure and dopamine infusion in acute respiratory failure. Am Rev Respir Dis 129:39-44
222. Mathru M, Rao TLK, El-Etr AA, Pifarre R (1982) Hemodynamic response to changes in ventilatory patterns in patients with normal and poor left ventricular reserve. Crit Care Med 10:423-426
223. Matre K, Hexeberg E, Lekven J (1985) Interpretation of myocardial contraction recorded from local segments. Cardiovasc Res 19:193-200
224. Matthay RA (1983) The management of acute respiratory failure: conference summary. Resp Care 28:672-678
225. Matthay RA, Berger HJ (1983) Noninvasive assessment of right and left ventricular function in acute and chronic respiratory failure. Crit Care Med 11:329-338
226. Maughan WL, Kallman CH, Shoukas A (1981) The effect of right ventricular filling on the pressure-volume relationship of the ejecting canine left ventricle. Circ Res 49:382-388
227. Maughan WL, Shoukas AA, Sagawa K, Weisfeldt ML (1979) Instantaneous pressure-volume relationship of the canine right ventricle. Circ Res 44:309-315
228. Maughan WL, Sunagawa K, Burkhoff D, Sagawa K (1984) Effect of arterial impedance changes on the end-systolic pressure-volume relation. Circ Res 54:595-602
229. Mayer N, Zimpfer M (1988) Cardiovascular control mechanisms in health and disease. In: Vincent JL (ed) Update in intensive care and emergency medicine 5. Update 1988. Springer, Berlin Heidelberg New York Tokyo, S 3-12
230. Mehmel HC, Stockins B, Ruffmann K, Olshausen Kv, Schuler G, Kübler W (1981) The linearity of the end-systolic pressure-volume relationship in man and its sensitivity for assessment of left ventricular function. Circulation 63:1216-1222
231. Meier GD, Bove AA, Santamore WP, Lynch PR (1980) Contractile function in canine right ventricle. Am J Physiol 239:H794-H804

232. Melot C, Naeije R, Mols P, Hallemans R, Lejeune P, Jaspar N (1987) Pulmonary vascular tone improves pulmonary gas exchange in the adult respiratory distress syndrome. Am Rev Respir Dis 136:1232-1236
233. Menkes HAJ, Traystman J, Bromberger-Barnea B (1974) Interdependence of the chambers of the heart during ventilation with positive end expiratory pressure. Circulation 50:22-22
234. Messmer K, Kreimeier U, Intaglietta M (1986) Present state of intentional hemodilution. Eur Surg Res 18:254-263
235. Messmer K, Sunder-Plassmann L, Jesch F, Goernandt L, Sinagowitz E, Kessler M (1973) Oxygen supply to the tissues during limited normovolemic hemodilution. Res Exp Med 159:152-166
236. Messmer K, Sunder-Plassmann L, Klövekorn WP, Holper K (1972) Circulatory significance of hemodilution: rheological changes and limitations. Adv Microcirc 4:1-77
237. Metzler H (1985) Hämodynamik des geschädigten rechten Herzens unter kontinuierlich positiver Druckbeatmung. Anaesthesist 34:72-78
238. Mirsky I (1979) Elastic properties of the myocardium: a quantitative approach with physiological and clinical applications. In: Handbook of physiology, Section 2: The cardiovascular system, vol I: The heart. American Physiological Society, Bethesda, pp 497-531
239. Mirsky I, Rankin JS (1979) The effects of geometry, elasticity, and external pressures on the diastolic pressure-volume and stiffness-stress relations. How important is the pericardium? Circ Res 44:601-611
240. Mohsenifar Z, Goldbach P, Tashkin DP, Campisi DJ (1983) Relationship between O_2 delivery and O_2 consumption in the adult respiratory distress syndrome. Chest 84:267-271
241. Molaug M, Geiran O, Stokland O, Thorvaldson J, Ilebekk A (1982) Dynamics of the interventricular septum and free ventricular walls during blood volume expansion and selective right ventricular volume loading in dogs. Acta Physiol Scand 116:245-256
242. Molaug M, Stokland O, Ilebekk A, Lekven J, Kiil F (1981) Myocardial function of the interventricular septum. Effects of right and left ventricular pressure loading before and after pericardiotomy in dogs. Circ Res 49:52-61
243. Molloy WD, Lee KY, Girling L, Prewitt RM (1985) Treatment of canine permeability pulmonary edema: short-term effects of dobutamine, furosemide, and hydralazine. Circulation 72:1365-1371
244. Morgan BC, Martin WE, Hornbein T F, Crawford EW, Guntheroth WG (1966) Hemodynamic effects of intermittent positive pressure respiration. Anesthesiology 27:584-590
245. Morris JJ, Pellom GL, Hamm DP, Everson CT, Wechsler AS (1986) Dynamic right ventricular dimension. Relation to chamber volume during the cardiac cycle. J Thorac Cardiovasc Surg 91:879-887
246. Morrison D, Goldman S, Wright AL, Henry R, Sorenson S, Caldwell J, Ritchie J (1983) The effect of pulmonary hypertension on systolic function of the right ventricle. Chest 84:250-257
247. Moulopoulos SD, Sarcas A, Stamatelopoulos S, Arealis E (1965) Left ventricular performance during by-pass or distension of the right ventricle. Circ Res 42:484-491
248. Moynihan PF, Parisi AF, Feldman CL (1981) Quantitative detection of regional left ventricular contraction abnormalities by two-dimensional echocardiography. 1. Analysis of methods. Circulation 63:752-760
249. Murgo JP, Westerhof N (1984) Input impedance of the pulmonary arterial system in normal man. Effects of respiration and comparison to systemic impedence. Circ Res 54:666-673
250. Murray JF (1983) Pathophysiology of acute respiratory failure. Resp Care 28:531-541
251. Nadeau S, Noble WH (1986) Misinterpretation of pressure measurements from the pulmonary artery catheter. Can Anaesth Soc J 33:352-363
252. Nakamura M, Sasayama S, Takahashi M, Ohyagi A, Yamamoto A, Lee JD, Kawai C (1982) Regional dysfunction of the interventricular septum during acute coronary artery occlusion. Cardiovasc Res 16:144-150
253. Neidhart PP, Suter PM (1988) Changes of right ventricular function with positive end-expiratory pressure (PEEP) in man. Intensive Care Med 14:471-473
254. Newman JH (1983) ARDS: new insights and unsolved problems. Intensive Care Med 9:303-306
255. O'Quin R, Marini JJ (1983) Pulmonary artery occlusion pressure: clinical physiology, measurement, and interpretation. Am Rev Respir Dis 128:319-326

256. Oboler AA, Keefe JF, Gaasch WH, Banas JS, Levine HJ (1973) Influence of left ventricular isovolumic pressure upon right ventricular pressure transients. Cardiology 58:32-44
257. Ohzono K, Koyanagi S, Urabe Y, Harasawa Y, Tomoike H, Nakamura M (1986) Transmural distribution of myocardial infarction: Difference between the right and left ventricles in a canine model. Circ Res 59:63-73
258. Oldham HN, Cox JL, Pass HI, Wechsler AS, Sabiston DC (1974) Effects of pulmonary embolism on regional myocardial blood flow. Surgery 76:160-169
259. Olsen CO, Rankin JS, Arentzen CE, Ring WS, McHale PA, Anderson RW (1981) The deformational charcteristics of the left ventricle in the concious dog. Circ Res 49:843-855
260. Olsen CO, Tyson GS, Maier GW, Spratt JA, Davis JW, Rankin JS (1983) Dynamic ventricular interaction in the conscious dog. Circ Res 52:85-104
261. Olsen CO, Van Trigt P, Rankin JS (1981) Dynamic geometry of the intact left ventricle. Fed Proc 40:2023-2030
262. Pace JB, Keefe WF, Armour JA, Randall WC (1969) Influence of sympathetic nerve stimulation in right ventricular outflowtract pressures in anesthetized dogs. Circ Res 24:397-407
263. Pandian NG, Kerber RE (1982) Two-dimensional echocardiography in experimental coronary stenosis. I. Sensitivity and specificity in detecting transient myocardial dyskinesis: comparison with sonomicrometers. Circulation 66:597-602
264. Pandian NG, Kieso RA, Kerber RE (1982) Two-dimensional echocardiography in expertimental coronary stenosis. II. Relationship between systolic wall thinnning and regional myocardial perfusion in severe coronary stenosis. Circulation 66:603-611
265. Parker MM, Shelhammer JH, Bacharach SL, Green MV, Natanson C, Frederick TM, Damske BA, Parillo JE (1984) Profound but reversible myocardial depression in patients with septic shock. Ann Intern Med 100:483-490
266. Parmley WW, Chuck L, Sonnenblick EH (1972) Relation of Vmax to different models of cardiac muscle. Circ Res 30:34-43
267. Parmley WW, Sonnenblick EH (1967) Series elasticity of heart muscle: Its relation to contractile element velocity and proposed muscle models. Circ Res 20:112-123
268. Patten MT, Liebman PR, Hechtman HB (1977) Humorally mediated decreases in cardiac output associated with positive end-expiratory pressure. Microvasc Res 13:137-141
269. Payen DM, Brun-Buisson JL, Carli PA, Huet Y, Leviel F, Cinotti L, Chiron B (1988) Hemodynamic, gas exchange, and hormonal consequences of LBPP during PEEP ventilation. J Appl Physiol 62:61-70
270. Pearlman AS, Clark CE, Henry WL, Morganroth J, Itscoitz SB, Epstein SE (1976) Determinants of ventricular septal motion. Influence of relative right and left ventricular size. Circulation 54:83-91
271. Pepe PE, Culver BH (1985) Independently measured oxygen consumption during reduction of oxygen delivery by positive end-expiratory pressure. Am Rev Respir Dis 132:788-792
272. Permutt S, Howell JBL, Proctor DF, Riley L (1961) Effect of lung inflation on static pressure volume characteristics of pulmonary vessels. J Appl Physiol 16:64-70
273. Pesenti A, Marcolin R, Prato P, Borelli M, Riboni A, Gattinoni L (1985) Mean airway pressure vs. positive end-expiratory pressure during mechanical ventilation. Crit Care Med 9:307-311
274. Piene H (1986) Pulmonary arterial impedence and right ventricular function. Physiol Rev 66:606-652
275. Piene H, Covell JW (1983) Local auxotonic systolic force and work in canine rigth ventricular free wall. Am J Physiol 244:186-193
276. Piene H, Sund T (1979) Flow and power output of right ventricle facing load with variable input impedence. Am J Physiol 125-130
277. Pinsky MR (1987) The hemodynamic effects of artificial ventilation. In: Snyder JV, Pinsky MR (eds) Oxygen transport in the critically ill. Year Book Medical Publishers, Chikago London, pp 319-332
278. Pinsky MR, Summer WR, Wise RA, Permutt S, Bromberger-Barnea B (1983) Augmentation of cardiac function by elevation of intrathoracic pressure. J Appl Physiol 54:950-955
279. Pollack GH (1970) Maximum velocity as an index of contractility in cardiac muscle. Circ Res 26:111-127

280. Potkin RT, Hudson LD, Weaver LJ, Trobaugh G (1987) Effect of positive end-expiratory pressure on right and ventricular function in patients with adult resoiratory distress syndrome. Am Rev Respir Dis 135:307-311

281. Pouleur H, Lefevre J, Van Mechelen H, Charlier AA (1980) Free-wall shortening and relaxation during ejection in the canine right ventricle. Am J Physiol 239:H601-H613

282. Powers SR, Dutton RE (1975) Correlation of positive end-expiratory pressure with cardiovascular performance. Crit Care Med 3:64-68

283. Powers SR, Mannal R, Neclerio M, English M, Marr C, Leather R, Ueda H, Williams G, Custead W, Dutton R (1973) Physiologic consequences of positive end-expiratory pressure (PEEP) ventilation. Ann Surg 178:265-272

284. Prewitt RM, Ducas J (1987) Pathophysiology and treatment of right ventricular dysfunction due to pulmonary embolism. In: Vincent JL, Suter PM (eds) Update in intensive care and emergency medicine 2. Cardiopulmonary interactions in acute respiratory failure. Springer, Berlin Heidelberg New York Tokyo, pp 296-303

285. Prewitt RM, Ghignone M (1983) Treatment of right ventricular dysfunction in acute respiratory failure. Crit Care Med 11:346-352

286. Prewitt RM, Oppenheimer L, Sutherland JB, Wood LD (1981) Effect of positive end-expiratory pressure on left ventricular mechanics in patients with hypoxemic respiratory failure. Anesthesiology 55:409-415

287. Prewitt RM, Wood LDH (1979) Effect of positive end-expiratory pressure on ventricular function in dogs. Am J Physiol 236:H534-H544

288. Priebe HJ (1987) Differential effects of isoflurane on regional right and left ventricular performances, and on coronary, systemic, and pulmonary hemodynamics in the dog. Anesthesiology 66:262-272

289. Quinones MA, Gaasch WH, Alexander JK (1976) Influence of acute changes in preload, afterload, contractile state and heart rate on ejection and isovolumic indices of myocardial contractility in man. Circulation 53:293-302

290. Qvist J, Mygind T, Crottogni A, Jordening H, Mogensen T, Dorph S, Laver MB (1988) Cardiovascular adjustments to pulmonary vascular injury in dogs. Anesthesiology 68:341-349

291. Qvist J, Pontoppidan H, Wilson RS, Lowenstein E, Laver MB (1975) Hemodynamic responses to mechanical ventilation with PEEP. Anesthesiology 42:45-55

292. Radermacher P, Lemaire F (1987) Effects of vasodilating agents on gas exchange in the acute respiratory distress syndrome. In: Vincent JL, Suter PM (eds) Update in intensive care and emergency medicine 2. Cardiopulmonary interactions in acute respiratory failure. Springer, Berlin Heidelberg New York Tokyo, pp 234-238

293. Raines RA, LeWinter MM, Covell JW (1976) Regional shortening patterns in canine right ventricle. Am J Physiol 231:1395-1400

294. Ralph DD, Robertson HT, Weaver LJ, Hlastala MP, Carrico CJ, Hudson LD (1985) Distribution of ventilation and perfusion during positive end-expiratory pressure in the adult respiratory distress syndrome. Am Rev Respir Dis 131:54-60

295. Rankin JS, McHale PA, Arentzen CE, Ling D, Greenfield JC, Anderson RW (1976) The three-dimensional dynamic geometry of the left ventricle in the concious dog. Circ Res 39:304-313

296. Rankin JS, Olsen CO, Arentzen CE, Tyson GS, Maier G, Smith PK, Hammon JW, Davis JW, McHale PA, Anderson RW, Sabiston DC (1982) The effect of airway pressure on cardiac function in intact dogs and man. Circulation 66:108-120

297. Raper R, Sibbald WJ (1987) Right ventricular function in the surgical patient. World J Surg 11:154-160

298. Reinhart K (1988) Zum Monitoring des Sauerstofftransportsystems. Anaesthesist 37:1-9

299. Reves JG, Flezzani P, Kissin I (1987) Pharmacology of intravenous anesthetic induction drugs. In: Kaplan JA (ed) Cardiac anesthesia, vol 1, 2nd ed. Grune & Stratton, Orlando, pp 125-150

300. Rhodes GR, Newell JC, Shah D, Scovill W, Tauber J, Dutton RE, Powers SR (1978) Increased oxygen consumption accompanying increaesed oxygen delivery with hypertonic mannitol in adult respiratory distress syndrome. Surgery 84:490-497

301. Rinaldo JE, Rogers RM (1982) Adult respiratory distress syndrome - Changing concepts of lung injury and repair. N Engl J Med 306:900-909

302. Robotham JL, Badke FR, Kindred MK, Beaton MK (1983) Regional left ventricular performance during normal and obstructed spontaneous respiration. J Appl Physiol 55:569-577

303. Robotham JL, Bell RC, Badke FR, Kindred MK (1985) Left ventricular geometry during positive end-expiratory pressure in dogs. Crit Care Med 13:617-624

304. Robotham JL, Lixfeld W, Holland L, MacGregor D, Bromberger-Barnea B, Permutt S, Rabson JL (1980) The effects of positive end-expiratory pressure on right and left ventricular performance. Am Rev Respir Dis 121:677-683

305. Roewer N, Bednarz F, Kochs E, Schulte am Esch J (1988) Intraoperative Bestimmung des Herzzeitvolumens mit der transösophagealen gepulsten Doppler-Echokardiographie. Anaesthesist 37:345-355

306. Roos A, Thomas LJ, Nagel EL, Prommas DC (1961) Pulmonary vascular resistance determined by lung inflation and vascular pressures. J Appl Physiol 16:77-84

307. Rose CE, Benthuysen KV, Jackson JT, Tucker CE, Kaiser DL, Grover RF, Weil JV (1983) Right ventricular performance during increased afterload impaired by hypercapnic acidosis in conscious dogs. Circ Res 52:76-84

308. Rosenberg AA, Jones MD, Koehler RC, Traystman RJ, Lister G (1983) Precautions for measuring blood flow during anemia with the microsphere technique. Am J Physiol 244:H308-H311

309. Ross J (1979) Editorial: Acute displacement of the diastolic pressure-volume curve of the left ventricle: role of the pericardium and the right ventricle. Circulation 59:32-37

310. Ross JJr (1969) The assessment of myocardial performance in man by hemodynamic and cineangiographic technics. Am J Cardiol 23:511-515

311. Rouby JJ (1987) Hemodynamic effects of high-frequency jet ventilation. In: Vincent JL, Suter PM (eds) Update in intensive care and emergency medicine 2. Cardiopulmonary interactions in acute respiratory failure. Springer, Berlin Heidelberg New York Tokyo, pp 165-173

312. Rudolph AM, Heymann MA (1967) The circulation of the fetus in utero. Methods of studying distribution of blood flow, cardiac output and organ blood flow. Circ Res 21:163-184

313. Rushmer RF, Crystal DK, Wagner C (1952) The functional anatomy of ventricular contraction. Circ Res 1:162-170

314. Sachs L (1984) Angewandte Statistik, 6. Aufl. Springer, Berlin Heidelberg New York Tokyo

315. Sagawa K (1978) The ventricular pressure-volume diagram revisited. Circ Res 43:677-687

316. Sagawa K (1981) The end-systolic pressure-volume relation of the ventricle: definition, modifications and clinical use. Circulation 63:1223-1227

317. Sagawa K, Suga H, Shoukas AA, Bakalar KM (1977) End-systolic pressure/volume ratio: a new index of ventricular contractility. Am J Cardiol 40:748-753

318. Sandoval J, Lopez R, Beltran U, Gomez A, Martinez W, Vazquez V, Figueroa J, Seoane M, Lupi-Herrera E (1986) Effect of hydralazine on intrapulmonary shunt. Crit Care Med 14:689-692

319. Santamore WP, Bove AA, Heckman JL (1984) Right and left ventricular pressure-volume response to positive end-expiratory pressure. Am J Physiol 246:H114-H119

320. Santamore WP, Lynch PR, Meier G, Heckman J, Bove AA (1976) Myocardial interaction between the ventricles. J Appl Physiol 41:362-368

321. Santamore WP, Meier GD, Bove AA (1979) Effects of hemodynamic alterations on wall motion in the canine right ventricle. Am J Physiol 236:H254-H262

322. Santamore WP, Shaffer T, Hughes D (1986) A theoretical and experimental model of ventricular interdependence. Basic Res Cardiol 81:529-537

323. Sasayama S, Franklin D, Ross J, Kemper WS, McKown D (1976) Dynamic changes in left ventricular wall thickness and their use in analyzing cardiac function in the conscious dog-a study based on a modified ultrasonic technique. Am J Cardiol 38:870-879

324. Sasayama S, Nakamura M, Takahashi M, Osakada G, Nuhimara E, Kawai C (1981) Influence of acute mechanical overload on dimension and dynamics of interventricular septal thickness in dogs. Am J Cardiol 48:93-100

325. Sasayama S, Ross J, Bloor CM, Bishop S, Dilley RB (1976) Adaptions of the left ventricle to chronic pressure-overload. Circ Res 38:172-178

326. Scharf SM, Brown R, Saunders N, Green LH, Ingram RH (1979) Changes in canine left ventricular size and configuration with positive end-expiratory pressure. Circ Res 44:672-678

327. Scharf SM, Caldini P, Ingram RH (1977) Cardiovascular effects of increasing airway pressure in the dog. Am J Physiol 232:H35-H43

328. Scharf SM, Ingram RH (1977) Effects of decreasing lung compliance with oleic acid on the cardiovascular response to PEEP. Am J Physiol 233:H635-H641

329. Scheidegger D (1987) Coronary perfusion of the right ventricle. In: Vincent JL, Suter PM (eds) Update in intensive care and emergency medicine 2. Cardiopulmonary interactions in acute respiratory failure. Springer, Berlin Heidelberg New York Tokyo, pp 61-71
330. Schlueter M, Langenstein BA, Polster J, Kremer P, Souquet J, Engel S, Hanrath P (1982) Transoesophageal cross-sectional echocardiography with a phased array transducer system. Br Heart J 48:67-72
331. Schmidt HD (1983) Invasive Methoden zur Messung akuter Kontraktilitätsänderungen des Herzens. In: Jesch F, Peter K (Hrsg) Hämodynamisches Monitoring. Springer, Berlin Heidelberg New York Tokyo (Anästhesiologie und Intensivmedizin, Bd 156, S 111-130)
332. Schmidt HD, Hoppe H (1976) Maximal rate of pressure rise and time parameters in the right ventricle under isovolumic conditions. Basic Res Cardiol 71:521-529
333. Schmidt HD, Hoppe H (1978) Preload dependence of dp/dtmax, VCEmax and calculated Vmax compared to the inotropic sensitivity of these indices of cardiac contractility. Basic Res Cardiol 73:380-393
334. Schmidt HD, Hoppe H (1978) Influence of the contractile state of the heart on the preload dependence of the maximal rate of intraventricular pressure rise dp/dtmax. Cardiology 63:112-125
335. Schmidt HD, Hoppe H, Müller KD (1979) The effect of changes in cardiac frequency on left and right ventricular dp/dtmax at different contractile states of the myocardium. Eur J Appl Physiol 42:183-198
336. Schosser R (1980) Durchblutungsmessungen mit radioaktiven markierten Microspheres. Methodik und rechnergestützte Auswertung. Med. Inaugural-Dissertation, Ludwig-Maximilians-Universität, München
337. Schosser R, Forst H, Gross W, Weiss C, Zeintl H, Messmer K (1987) Computer applications in surgical research. In: Baethman A, Messmer K (eds) Surgical research: Recent concepts and results. Springer, Berlin Heidelberg New York Tokyo, pp 101-116
338. Schreuder JJ, Jansen JRC, Versprille A (1984) Contribution of lung stretch depressor reflex to nonlinear fall in cardiac output during PEEP. J Appl Physiol 56:1578-1582
339. Schulman DS, Biondi JW, Matthay RA, Barash PG, Zaret BL, Soufer R (1988) Effect of positive end-expiratory pressure on right ventricular performance. Importance of baseline conditions. Am J Med 84:57-67
340. Schumacker PT, Cain SM (1987) The concept of critical oxygen delivery. Intensive Care Med 13:223-229
341. Schuster HP (1984) Die hämodynamischen Auswirkungen der Überdruckbeatmung. Klin Wochenschr 62:56-64
342. Schuster S, Weilemann LS, Erbel R, Luh W, Schinzel H, Wellek S, Meyer J (1986) Transösophageale Echokardiographie zur Beurteilung der Hämodynamik bei Beatmung mit positiv endexspiratorischem Druck. Med Klin 81:511-519
343. Sebel PS, Bovill JG (1987) Opioid analgesics in cardiac anesthesia. In: Kaplan JA (ed) Cardiac anesthesia, vol 1, 2nd ed. Grune & Stratton, Orlando New York, pp 67-123
344. Seyde WC, Stephan H, Rieke H (1987) Nicht-invasive Doppler-Ultraschallmessung des Herzzeitvolumens. Ergebnisse und Erfahrungen mit dem ACCUCOM. Anaesthesist 36:504-509
345. Shah PK, Maddahi J, Berman DS, Pichler M, Swan HJ (1985) Scintigraphically detected predominant right ventricular dysfunction in acute myocardial infarction: clinical and hemodynamic correlates and implications for therapy and prognosis. J Am Coll Cardiol 6:1264-1272
346. Shirato K, Shabetai R, Bhargava V, Franklin D, Ross J (1978) Alteration of the left ventricular diastolic pressure-segment length relation produced by the pericardium. Circulation 57:1191-1198
347. Shoemaker WC, Appel PL (1986) Effects of prostaglandin E_1 in adult respiratory distress syndrome. Surgery 99:275-283
348. Sibbald WJ (1985) Myocardial function in the critically ill: factors influencing left and right ventricular performance in patients with sepsis and trauma. Surg Clin North Am 65:867-893
349. Sibbald WJ, Driedger AA (1983) Right ventricular function in acute disease states: pathophysiologic considerations. Crit Care Med 11:339-345
350. Sjöstrand U (1980) High-fequency positive-pressure ventilation (HFPPV): a review. Crit Care Med 8:345-364

351. Slinker BK, Glantz SA (1985) The accuracy of inferring left ventricular volume from dimension depends on the frequency of information needed to answer a given question. Circ Res 56:161-174

352. Slinker BK, Glantz SA (1986) End-systolic and end-diastolic ventricular interaction. Am J Physiol 251:H1062-H1075

353. Smiseth OA, Frais MA, Kingma I, Smith ER, Tyberg JV (1985) Assessment of pericardial constraint in dogs. Circulation 71:158-164

354. Smith JS, Cahalan MK, Benefiel DJ, Byrd BF, Lurz FW, Shapiro WA, Roizen MF, Bouchard A, Schiller NB (1985) Intraoperative detection of ischemia in high-risk patients: electrocardiography versus two-dimensional transesophageal echocardiography. Circulation 72:1015-1021

355. Sonnenblick EH (1962) Force-velocity relations in mammalian heart muscle. Am J Physiol 202:931-939

356. Sonnenblick EH, Strobeck JE (1977) Derived indexes of ventricular and myocardial function. N Engl J Med 296:978-982

357. Spadaro J, Bing OH, Gaasch WH, Weintraub RM (1981) Pericardial modulation of right and left ventricular diastolic interaction. Circ Res 48:233-238

358. Spiegel HU, Bergermann M, Hauss J, Wendt M, Schönleben K (1986) Die hochdosierte Piritramid-Basisanaesthesie in der experimentellen Anaesthesie und Chirurgie. Anaesthesist 35:36-42

359. Starr I, Jeffers WA, Meade RMJr (1943) The absence of conspicuous increments of venous pressure after severe damage to the right ventricle of the dog with a discussion of the relation between clinical congestive failure and heart disease. Am Heart J 26:291-301

360. Stegall HF, Kardon MB, Stone HL, Bishop VS (1967) A portable, simple sonomicrometer. J Appl Physiol 23:289-293

361. Stein PD, Sabbah HN, Anbe DT, Marzilli M (1979) Perforamance of the failing and nonfailing right ventricle of patients with pulmonary hypertension. Am J Cardiol 44:1050-1055

362. Stevens JH, Raffin TA (1984) Adult respiratory distress syndrome - I. Aetiology and mechanisms. Postgrad Med J 60:505-513

363. Stokland O, Miller MM, Lekven J, Ilebekk A (1980) The significance of the intact pericardium for cardiac performance in the dog. Circ Res 47:27-32

364. Stool EW, Mullins CB, Leshin SJ, Mitchell JH (1974) Dimensional changes of the left ventricle during acute pulmonary arterial hypertension in dogs. Am J Cardiol 33:868-875

365. Suga H, Sagawa K, Shoukas AA (1973) Load independence of the instantaneous pressure-volume ratio of the canine left ventricle and effects of epinephrine and heart rate on the ratio. Circ Res 32:314-322

366. Sunagawa K, Maughan WL, Weisfeldt ML, Sagawa K (1981) Effect of systolic trans-septal pressure on septal elastance and ventricular crosstalk. Circulation 64:53-53

367. Suter PM (1987) Cardiac effects of PEEP therapy. In: Vincent JL, Suter PM (eds) Update in intensive care and emergency medicine 2. Cardiopulmonary interactions in acute respiratory failure. Springer, Berlin Heidelberg New York Tokyo, pp 156-164

368. Suter PM, Fairley HB, Isenberg MD (1975) Optimum end-expiratory airway pressure in patients with acute pulmonary failure. N Engl J Med 292:284-289

369. Tanaka H, Tei C, Nakao S, Tahara M, Sakurai S, Kashima T, Kanehisa T (1980) Diastolic bulging of the interventricular septum toward the left ventricle. An echocardiographic manifestation of negative interventricular pressure gradient between left and right ventricles during diastole. Circulation 62:558-563

370. Taylor RR, Covell JW, Sonnenblick EH, Ross J (1967) Dependence of ventricular distensibility on filling of the opposite ventricle. Am J Physiol 213:711-718

371. Tebbe U, Rahlf G, Sauer G, Kreuzer H, Neuhaus KL (1984) Verschluß der rechten Kranzarterie mit akutem Rechtsherzinfarkt und kardiogenem Schock. Z Kardiol 73:327-332

372. Teplick RS (1987) Measuring central vascular pressures: a surprisingly complex problem. Anesthesiology 67:289-291

373. Terai C, Uenishi M, Sugimoto H, Shimazu T, Yoshika T, Sugimoto T (1985) Transoesophageal echocardiographic dimensional analysis of four cardiac chambers during positive end-expiratory pressure. Anesthesiology 63:640-646

374. Theroux P, Franklin D, Ross JJr, Kemper WS (1974) Regional myocardial function during acute coronary artery occlusion and its modification by pharmacologic agents in the dog. Circ Res 35:896-908(Abstract)

375. Theroux P, Ross JJr, Franklin D, Kemper WS, Sasayama S (1976) Regional myocardial function in the conscious dog during acute coronary occlusion and responses to morphine, propanolol, nitroglycerin, and lidocaine. Circulation 53:302-314

376. Thys DM, Hillel Z, Konstadt SN, Goldman ME (1987) Intraoperative echocardiography. In: Kaplan JA (ed) Cardiac anesthesia, vol 1, 2nd ed. Grune & Stratton, Orlando New York, pp 255-318

377. Tittley JG, Fremes SE, Weisel RD, Christakis GT:, Evans PJ, Madonik M, Ivanov J, Teasdale SJ, Mickle DA, McLaughlin PR (1985) Hemodynamic and myocardial metabolic consequences of PEEP. Chest 88:496-502

378. Tokioka H, Kobayashi O, Ohta Y, Wakabayashi T, Kosaka F (1985) The acute effects of prostaglandin E_1 on the pulmonary circulation and oxygen delivery in patients with the adult respiratory distress syndrome. Intensive Care Med 11:61-64

379. Tremper KK (1987) Continuous noninvasive cardiac output: are we getting there? Crit Care Med 15:278-279

380. Trichet B, Falke K, Togut A, Laver MB (1975) The effect of pre-existing pulmonary vascular disease on the response to mechanical ventilation with PEEP following open-heart surgery. Anesthesiology 42:56-67

381. Tucker HJ, Murray JF (1973) Effects of end-expiratory pressure on organ blood flow in normal and diseased dogs. J Appl Physiol 34:573-577

382. Tyler DC (1983) Positive end-expiratory pressure: A review. Crit Care Med 11:300-308

383. Tyson GS, Maier GW, Olsen CO, Davis JW, Rankin JS (1984) Pericardial influences on ventricular filling in the conscious dog - An analysis based on pericardial pressure. Circ Res 54:173-184

384. Utley J, Carlson EL, Hoffman JE, Martinez HM, Buckberg GD (1974) Total and regional myocardial blood flow measurements with 25μ, 15μ, 9μ, and filtered $1-10\mu$ diameter microspheres and antipyrine in dogs and sheep. Circ Res 34:391-405

385. van den Bos GC, Elzinga G, Westerhof N, Noble MM (1973) Problems in the use of indices of myocardial contractility. Cardiovasc Res 7:834-848

386. van Lanschot JB, Feenstra BW, Vermeij CG, Bruining HA (1988) Outcome prediction in critically ill patients by means of oxygen consumption index and simplified acute physiology score. Intensive Care Med 14:44-49

387. Van Trigt P, Spray TL, Pasque MK, Peyton RB, Pellom GL, Christian CM, Fagraeus L, Wechsler AS (1981) The effect of PEEP on left ventricular diastolic dimensions and systolic performance following myocardial revascularization. Ann Thorac Surg 33:585-592

388. Vatner SF (1980) Correlation between acute reductions in myocardial blood flow and function in conscious dogs. Circ Res 47:201-207

389. Vatner SF, Braunwald E (1975) Cardiovascular control mechanisms in the conscious state. N Engl J Med 293:970-976

390. Venus B, Jacobs HK (1984) Alterations in regional myocardial blood flow during different levels of positive end-expiratory pressure. Crit Care Med 12:96-101

391. Versprille A, Jansen RC (1985) Mean systemic filling pressure as a characteristic pressure for venous return. Pfluegers Arch 405:226-233

392. Vincent JL (1987) Pharmacological interventions in acute respiratory failure. In: Vincent JL, Suter PM (eds) Update in intensive care and emergency medicine 2. Cardiopulmonary interactions in acute respiratory failure. Springer, Berlin Heidelberg New York Tokyo, pp 226-233

393. Vincent JL, Thirion M, Brimioulle S, Lejeune P, Kahn RJ (1986) Thermodilution measurement of right ventricular ejection fraction with a modified pulmonary artery catheter. Intensive Care Med 12:33-38

394. Vincent JM, Albert RK, Blair AD, Maunder RJ, Hudson LD (1986) Effect of positive end-expiratory pressure mimics pulmonary hypertension in the adult respiratory distress syndrome. Am Rev Respir Dis 133:A303(Abstract)

395. Viquerat CE, Righetti A, Suter PM (1983) Biventricular volumes and function in patients with adult respiratory distress syndrome ventilated with PEEP. Chest 83:509-514

396. Visner MS, Arentzen CE, O'Connor MJ, Larson EV, Anderson RW (1983) Alterations in left ventricular three-dimensional dynamic geometry and systolic function during acute right ventricular hypertension in the conscious dog. Circulation 67:353-365

397. Vlahakes GJ, Turley K, Hoffman JIE (1981) The pathophysiology of failure in acute right ventricular hypertension: Hemodynamic and biochemical correlations. Circulation 63:87-95

398. Voelker W, Gruber P, Ickrath O, Unterberg R, Karsch KR (1988) Determination of right ventricular ejection fraction by thermodilution technique - a comparison to biplane cineventriculography. Intensive Care Med 14:461-466

399. Waldeyer A, Mayet A (1979) Anatomie des Menschen, zweiter Teil, 14. Aufl. de Gruyter, Berlin New York, S 583-586

400. Wallenstein S, Zucker CL, Fleiss JL (1980) Some statistical methods usefull in circulation research. Circ Res 47:1-9

401. Waller JL, Kaplan JA, Baumann DI, Craver JM (1982) Clinical evaluation of a new fiberoptic catheter oximeter during cardiac surgery. Anesth Analg 61:676-679

402. Watkins J, Foex P, Stone G, LeWinter M (1984) Effect of PEEP on regional right ventricular function. Circulation 70(Suppl 2):70(Abstract)

403. Weber J, Heidelmeyer CF, Kubatz E, Brückner JB (1986) Die Bestimmung des Herzzeitvolumens unter PEEP-Beatmung mit dem nichtinvasiven Bioimpedanzgerät "NCCOM 3" im Vergleich zur Thermodilutionsmethode. Anaesthesist 35:744-747

404. Weber KT, Janicki JS, Shroff S, Fishman AP (1981) Contractile mechanics and interaction of the right and left ventricles. Am J Cardiol 47:686-695

405. Weigelt JA (1987) Current concepts in the managment of the adult respiratory distress syndrome. World J Surg 11:161-166

406. Weiss HR, Neubauer JA, Lipp JA, Sinha AK (1978) Quantitative determination of regional oxygen consumption in the dog heart. Circ Res 42:394-401

407. Weisse AB, Nair SV, Jaferi GA (1975) Studies in pericardial function. Cardiovascular effects of assisted ventilation, thoracotomy and pericardiectomy in the anesthetized dog. Cardiology 60:75-85

408. West JB, Dollery CT, Naimark A (1964) Distribution of blood flow in isolated lung; relation to vascular and alveolar pressures. J Appl Physiol 19:713-724

409. Weyman AE, Wann S, Feigenbaum H, Dillon JC (1976) Mechanism of abnormal septal motion in patients with right ventricular volume overload. Circulation 54:179-183

410. Whittenberger JL, McGregor M, Berglund E, Borst HG (1960) Influence of state of inflation of the lung on pulmonary vascular resistance. J Appl Physiol 15:878-882

411. Wolf YG, Cotev S, Perel A, Manny J (1987) Dependence of oxygen consumption on cardiac output in sepsis. Crit Care Med 15:198-203

412. Wood LD, Prewitt RM (1981) Cardiovascular management in hypoxemic respiratory failure. Am J Cardiol 47:963-972

413. Yin FC (1981) Ventricular wall stress. Circ Res 49:829-842

414. Zapol WM, Jones R (1987) Vascular components of ARDS. Clinical pulmonary hemodynamics and morphology. Am Rev Respir Dis 136:471-474

415. Zapol WM, Snider MT (1977) Pulmonary hypertension in severe acute respiratory failure. N Engl J Med 296:476-480